U0444810

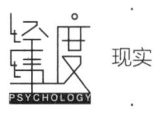

理解
·
现实
·
困惑

峰度
PSYCHOLOGY

达致平衡、充实与美好的方法

积极的正念

POSITIVELY
MINDFUL

SKILLS, CONCEPTS,
AND RESEARCH

[美] 唐纳德·奥尔特曼（Donald Altman）/ 著

安妮（Annie R. Liu）/ 主编　　刘畅 傅卓 / 译

中国纺织出版社有限公司

推荐序

让积极心理学好用起来的幸福课
心理工作者、教师与家长必备的工具包

樊富珉 / 文

积极心理学是一门研究人类幸福与优势的科学，它既是一门基础科学，也是一门应用科学。积极心理干预（Positive Psychology Intervention，PPI）也称幸福干预，是一系列以积极心理学理论为依据、以提升幸福感为目的，促进改变和成长的策略、方法和行动。积极心理干预的实施路径可以是个体干预，也可以是家庭干预、团体干预、课堂干预、社区干预等。积极心理干预不仅可以让本来就健康的个人通过干预练习变得更加幸福，还可以在整个心理健康的领域起到预防心理问题的作用，产生"上医治未病"的效果。

积极心理干预在促进身心健康，增强积极认知、积极情绪、积极行为和积极关系，提升成就和幸福感方面的效果已经被大量实证研究所证明。

- 一项对 51 个积极心理干预研究的元分析发现，积极心理干预可以有效地减轻抑郁症状，增加幸福感（Sin & Lyubomirsky, 2009）；

- 积极心理学创始人塞利格曼教授等人的研究也发现，提供一些积极心理干预可以持久地增加人们的幸福感并减少抑郁症状（Seligman et al., 2006）；

- 积极心理干预还有疗愈作用，如识别和运用品格优势的干预可以增强心理韧性，帮助人们从创伤中恢复（Hamby et al., 2018）；

- 积极心理干预对成就也有促进作用，比如一项对高中生的研究发现，积极心理干预通过增强学生的学习动机，提高了他们的学习成绩（Muro et al., 2018）。

最近二十多年，我国陆续翻译和引进了不少积极心理学的著作，也有本土的心理学家出版了多本积极心理学相关书籍，为向大众普及积极心理学、推广积极心理学发挥了积极作用。但总体上看，专门介绍积极心理干预的原理和方法，且以实践练习为主的书籍尚付阙如。我和我的团队十多年来致力于积极心理团体辅导的研究，积累了不少经验，发表了不少论文，但也还没有成书。看到由安妮主编和组织翻译的"积极心理干预书系"的出版，我的眼前一亮，有一种及时雨的感觉。无论是对于专业的心理学工作者，还是对于学校教师、家长，以及寻求成长的个人，书中介绍的提升积极认知、积极情绪、积极行动的方法，以及各种增进身心健康和幸福的策略都是深为社会所需要的。

基于我对这套书的认识和了解，以及作为一名国内积极心理干预的推动者和实践者，我非常愿意向心理咨询师、精神科医生、企业培训师、个人成长教练、学校教师、社会工作者、家长，以及每一位希望预防和减轻焦虑和抑郁、提升生活满意度和幸福感的人推荐这套书，相信这套书中介绍的理论和方法能够让我们的生活更美好、人生更丰盛、社会更和谐！

樊富珉　教授

北京师范大学心理学部临床与咨询心理学院院长

教育部普通高等学校学生心理健康教育专家指导委员会委员

中国心理学会积极心理学专业委员会副主任

清华大学心理学系副主任，博士生导师（荣休）

清华大学社会科学学院积极心理学研究中心主任（荣休）

推荐序

从积极心理学理论到积极心理干预

孙沛 / 文

非常高兴安妮主编并领衔翻译的"积极心理干预书系"问世，我也很高兴借此机会，写下我对积极心理学的一些看法和对积极心理干预实践的期待。

一、时代需要科学的积极心理干预

每年的 3 月 20 日是国际幸福日。我们看到，无论地区与文化差异，人们都把幸福作为人生追求的终极目标，人人都想拥有一个幸福的人生。但在实际的学习、工作和生活中，很多人并不知道幸福是什么以及如何获得幸福。中国科学院心理研究所 2023 年发布的《2022 年国民心理健康调查报告》显示，中国人抑郁风险的检出率为 10.6%，焦虑风险的检出率为 15.8%，而 18~24 岁青年抑郁风险的检出率则高达 24.1%。如何治疗人们已经存在的心理问题，预防心理问题的进一步发生，提高全民心理健康水平，是我们亟待解决的重大社会问题。

积极心理学是一门关于幸福的科学，以科学的理论和方法来研究人类积极的心理力量，这些心理力量包括乐观、善良、感恩、热忱、和谐、自律、意义、创造等，如果我们能将所有这些力量挖掘出来并积极运用，每一个个体、每一个家庭和组织，甚至整个社会都将更加繁荣昌盛、快乐幸福。

积极心理学也是一门注重幸福实践的科学。我们不仅需要从事积极心理学的理论研究，还需要研发一系列实用的方法，以此来预防和解决不同个体和组织面临的具体问题。因此，积极心理学从诞生开始就将科学理论和具体实践紧密结合，发展出了多种积极心理干预方法，在心理测评、个人成长、儿童青少年优势培养、组织培训以及抑郁症治疗等领域，都取得了明显的成效，得到了心理学界和社会大众的广泛认可。

在积极心理学诞生前，鲜有经过科学验证的提升幸福感的干预方法。进入 21 世纪后，伴随积极心理学的蓬勃发展，已经出现了数百种积极心理干预方法。本书系重点介绍了那些经过科学验证的积极心理干预方法，相信能够对大家的生活和工作有所助益。

二、积极心理干预的开创之作

所有的个人、家庭和组织机构都面临着一些不可回避的问题：美好的人生、幸福的家庭、积极的组织是什么样的？如何才能提升我们获得健康、快乐、成功和意义的能力？是什么帮助个人和组织蓬勃发展并发挥最大潜能？

"积极心理干预书系"从不同的角度回答了上述问题。我认为本书系有以下几个鲜明的特点。

第一，内容全面。主题包括积极自我、积极情绪、积极动机、积极关系、积极正念、乐观、希望、福流、品格优势与美德等。作为一套积极心理干预的开创之作，本书系涵盖了心理学中的知、情、意、行等主要领域。

第二，有道有术。一方面，这套书虽然是实践手册，但高屋建瓴，对每一种主要的干预方法都用简明的语言介绍了背后的科学原理和已有的研究结论，让读者知其然，也知其所以然，正如中国古人所言："有道无术，术尚可求；有术无道，止于术。"另一方面，本书系的重点不在于阐述理论，而是介绍了众多实用的积极心理干预方法和工具，因此可以说，本书系是既有道、又有术，由于"术"是建立在科学的"道"的基础上的，所以读者们能够举一反三、活学活用。

第三，知行合一。积极心理干预的特点决定了它是以行动和实践为导向的，就是从知到行、知行合一，最后落实到让读者从实际生活中获益。本书系架起了学术与实践的桥梁，将心理学界最新的研究成果与真实世界的具体问题相关联，并指导读者在自己的生活中思考和运用这些基于证据的方法。为了强化实践与行动，每本书都包含了很多的思考、练习和行动指南。

第四，应用广泛。积极心理干预非常适合心理学专业人士，这些理念和方法可以提升非临床服务对象的积极状态以及多方面的能力。目前，积极心理干预也越来越多地应用于临床环境，比如作为治疗精神疾病的辅助干预措施并取得了显著的效果；积极心理干预也可以很方便地被企事业单位所采用，以此来建立积极的组织并提升业绩；本书系也适合个人成长的需求，每一个寻求发展的人都可以从中学到很多提升身心健康水平与收获成功的具体技巧；当然，家长和老师们也完全可以用这些工具来帮助自己的孩子和学生。

三、名家云集的大成之作

本书系是国际上最早的一套积极心理学实用学习手册，也是迄今为止唯一一套系统介绍积极心理干预方法的书籍。

中文版主编和主要译者安妮也是一位资深的积极心理学者。安妮在哈佛大学受过严格的传统心理学训练，此后又在宾夕法尼亚大学学习积极心理学，师从积极心理学的创始人马丁·塞利格曼教授。从 2012 年起，安妮就在中国推广积极心理学，是最早在社会上进行大规模积极心理学培训的学者之一，主题涵盖个人成长、积极教育、积极父母、积极组织等，为积极心理学在中国的普及和发展作出了突出的贡献。此外，在清华大学积极心理学指导师项目尚处于雏形时，安妮便参与课程设计并担任主讲教师，目前这个项目已成为清华大学社会科学学院积极心理学推广的著名品牌。除此之外，安妮还是一位笔耕不辍的作者和译者，原创、主编和翻译的心理学著作已有 10 余本。现在我很欣慰地看到她主编并领衔翻译的"积极心理干预书系"问世，相信这套书能够为中国的积极心理干预作出开拓性的贡献。

综上，我认为本书系是一套科学、实用，而且可读性很强的工具书。我很高兴安妮为读者们奉献了这样一套高质量的书籍。让我们一起努力，每个人都发挥出自己的品格优势，让自己的人生更加丰富多彩、让家庭更加幸福、让社会更加和谐进步。

孙沛

清华大学心理学系副教授，博士生导师

清华大学社会科学学院积极心理学研究中心主任

推荐序

积极心理学，重在行动

赵昱鲲 / 文

祝贺安妮主编并领衔翻译的"积极心理干预书系"出版！

安妮和我是宾夕法尼亚大学应用积极心理学硕士的同门。这个项目是由"积极心理学之父"马丁·塞利格曼创建的，英文叫 Master of Applied Positive Psychology，简称 MAPP。我还记得我们班毕业时，塞利格曼问我们："M、A、P、P，这 4 个字母，哪一个最重要？"

大家都回答说："第一个 P，Positive，也就是积极，最重要！"

因为我们都知道，塞利格曼发起"积极心理学运动"，初衷就是为了平衡传统心理学过于重视负面、过多强调治疗的倾向，因此提出也需要看到人类的正面心理，也需要用严谨的科学方法研究如何帮助人度过更加蓬勃、充实的一生。那么，"积极"当然就应该是我们这些应用积极心理学硕士们最需要记住的关键词。

但是塞利格曼说："不对，应该是 A，Applied，应用。"

为什么呢？他解释说：积极心理学是一门科学，因此必须有严谨的科学研究做支撑。但是，积极心理学不同于其他学科的是，它与每个人的生活都紧密相连。因此，仅仅发表学术论文是不够的，更重要的是把它应用出去，让每个人都能从中获益。

所以，他经常说："积极心理学，至少有一半是在脖子以下。"也就是说，积极心理学要以行动为主。

无独有偶，积极心理学的奠基人之一克里斯托弗·彼得森也在他编写的世界上第一本积极心理学教材里说："积极心理学不是一项观赏运动。"他在来宾夕法尼亚大学给我们应用积极心理学硕士授课时解释说，积极心理学并不是让大家拿来阅读、欣赏的，而是要靠大家亲自下场，在自己身上实践的。

安妮主编的这一套书正体现了老师们的这一精神。安妮在哈佛大学获得了心理学硕士学位，学习期间受到积极心理学的感召，又到宾夕法尼亚大学完成了应用积极心理学的硕士学位，过去十几年，她在从事学术研究的同时，始终把重心放在实践上。

这一点在中国也特别重要。由于"积极心理学"这个名字听上去和心灵鸡汤、成功学太像，甚至一些人在宣讲积极心理学时也会有意无意地向心灵鸡汤、成功学靠拢，或者有些心灵鸡汤、成功学领域的人给自

推荐序

己套上积极心理学的包装，因此，确实很多人对积极心理学有很大的误解，觉得积极心理学就是忽悠，就是给人打鸡血，其实没有什么用。

因此，"积极心理干预书系"的出版就特别有必要。这个系列涵盖了积极心理学常用的主要干预方法。作者都是在该领域中深耕多年的专家，内容既有理论深度，值得读者思考，又饶有趣味，中间还有很多个人故事和用户案例，可读性很强。当然，最重要的是，它们提出了针对人生各个方面的可以操作的方法，共同构成了一套拿来就可以用的积极心理干预体系。这套书出版过程中，安妮带领团队几易其稿，精心翻译和编辑，使其没有译著常见的语言磕磕绊绊甚至难以理解的现象，让读者有良好的阅读体验。此外，安妮还为每本书的每一周都撰写了导读，将书籍内容深化、通俗化、中国化、落地化，更加贴近中国读者需求。"积极心理干预书系"今后还会有更多优秀的书籍充实进来，相信这个书系会成为一个响亮的品牌，为中国积极心理学的推广作出贡献。

所以，我也很高兴在这里推荐这个书系，希望大家可以把这套书拿去，用在自己身上、用在其他人身上。相信这套书将帮助我们共同提升人类福祉，建设一个更美好的世界。

赵昱鲲

清华大学社会科学学院积极心理学研究中心副主任

主编序

人人都可获益的幸福实践课

安妮（Annie R. Liu）/ 文

为什么在众多心理学和积极心理学的书籍中，我们需要这套"积极心理干预书系"？

最近二十多年，中国掀起了积极心理学的热潮。但也有人对积极心理学持保留态度，认为积极心理学不实用，不能解决已经出现的问题。如果你对积极心理学持有这种看法，那你更需要阅读这套书，因为积极心理干预就是预防和解决问题的一套实用方法。

一、什么是积极心理干预

积极心理干预的英文是 Positive Psychology Interventions, 简称 PPI。到目前为止，并没有一个"唯一"的对积极心理干预的定义。帕克和比斯瓦斯－迪纳将积极心理干预定义为"一种成功地增加了一些积极变量的活动，并能够合理且合乎伦理地应用于任何情境中"（Parks & Biswas-Diener, 2013）。他们认为，积极心理干预要有3个特征：第一，关注积极的话题；第二，以积极的机制来运作，或以积极的结果变量为目标；第三，旨在促进福祉，而非修复弱点。辛和柳博米尔斯基指出，积极心理干预"旨在培养积极的情绪、积极的行为或积极的认知"（Sin & Lyubomirski, 2009）。纳维尔则认为，积极心理干预是基于理论和证据的技术或活动，旨在积极地改变个人、团体或组织成员的思想、情绪和行为，以提高他们的快乐和幸福水平（Nevill, 2014）。

综合学者们的定义，我为积极心理干预做了一个操作化的定义：积极心理干预是一些基于科学理论和证据而有目的地设计和实施的方法与活动，旨在促进个人、群体或组织在认知、情绪与行为等方面发生积极的改变，以提升人的身心健康、生活质量与幸福感。

二、积极心理学的新范式：从理论到干预

从积极心理学到积极心理干预，是一个从理论到实践的范式转变。有哪些干预方法是科学的、有效的，如何在实践中进行可行并有效的操作，这是全世界的积极心理学人正在探索的课题，也是中国心理学界需要回答的问题。

目前，世界各国的心理和精神健康从业人员、教练和培训师们都在大量地运用积极心理干预。比如在美国，心理学家、心理咨询师、心理治疗师以及临床社会工作者们，都在运用积极心理干预帮助人们提升心理状态和生活质量；生活和职场教练们更是以积极心理学为理论和技术背景，帮助人们在生活或职场中取得成功；在组织和管理领域，无论是

建立积极学校、幸福企业，还是培训政府机构、军队、运动队，人们都在大量运用各种积极心理干预方法；精神科医生、心理健康执业护士以及其他领域的健康工作者们也在采用积极心理干预治疗病人；在其他致力于提升身心健康、生活质量和幸福感的领域，比如家庭、社区组织、养老机构、孩子的校外活动等，人们也都在运用积极心理干预。

因此，积极心理干预不仅具备前沿性和社会需求性，也能引领职业发展。如果你的职业与上述任何领域相关，这套书籍和课程应该能够强化你的知识、提升你的技能，让你保持在职业发展的前沿状态。当然，从理论到干预方法的范式转变仅靠一套图书显然是远远不够的。不过这是一个良好的开端，我们希望这套书不仅能够普及积极心理干预的知识，也能作为一套课程搭建起中国积极心理干预的培训体系。

三、为什么积极心理干预适用于每个人

1. 科学、循证：对别人有效，对你同样有效

与随意想出的"成功的四大原则""幸福的五个方法"之类的自助教程不同，"积极心理干预书系"中的方法基本上均来自科学的循证研究，研究过程和结果通常可以被其他人复制和验证，也就是说，如果这些干预的步骤和方法对别人有效，对你所在的人群也应该是有效的。书系介绍的干预策略、方法、活动和练习都是有科学依据的，因此是值得信赖的。

2. 应用更广泛：面向大众和日常生活，亦可作为临床治疗的补充

所谓干预，就是非自然的、有意进行的、希望带来改变的行为。比如，孩子如野草般自然成长不叫干预，送他们到学校学知识和文化、对他们的攻击性行为进行批评教育时，才是实施了干预。

积极心理干预就是有目的地设计和实施的、旨在给个人和团体带来积极改变的实用方法。从这个角度来看，积极心理干预包括了积极的教育、辅导、咨询以及治疗。也就是说，积极心理干预既包括对非临床的"正常人"的教育和辅导，也包括对出现了一定心理困扰的人的咨询，还包括对已经出现了心理问题的群体的积极心理治疗。

本书系主要是针对非临床人员以及有一些心理困扰者的教育、辅导和咨询。这套书主要帮助大众在日常生活中进行自我提升，以及帮助"正常人"和亚健康人群在出现问题和处于情绪低潮期时进行心理调整。当然，对于需要医疗介入的临床人员，也可以将本书系中的方法作为心理治疗的补充。本书系还有另一本书《生活质量疗法》，其中的理论和方法则既适用于非临床人员的辅导和咨询，也可对临床人员进行积极心理治疗，是积极心理干预的另一条新路径。

3. 适用于多种情境：可运用于个人、群体或组织

积极心理学是使个人和团体蓬勃发展的关于优势与幸福的科学。积极心理学最初关注的就是三个核心问题：积极的情绪、积极的个人特质和积极的组织（Seligman, 2002），前两者是有关个人的，后者是有关组

织的。同样，积极心理干预既可以用于个人，可以用于家庭、社群等群体，也可以用于学校、企事业单位等组织机构，具体的实施情境可以是个人成长、身心健康、家庭关系、夫妻关系、亲子关系、学校建设、企业和组织机构建设，以及社区建设等。

本书系适用于与上述各种情境相关的人群，例如：

- 心理咨询师、辅导师、培训师、教练、心理医生等专业的助人者；

- 教师、家长、管理者等需要教育、管理和指导他人的人；

- 追求身心健康、个人成长与幸福的人士。

4. 积极正面的导向：旨在提升幸福，而非修复弱点

积极心理干预更多地聚焦在积极的方面并带来正向的成长，而不是聚焦在消极方面，仅仅修复弱点和减少问题。"去除负面"和"提升正面"是既有联系又相对独立的过程。消除了心理疾病，不见得就拥有了健康有活力的身心状态；改正了缺点，不等于就自动拥有了长处和美德；减少了问题，不意味着拥有了幸福感。

本次出版的 5 本书，着力点不在于治疗疾病和改变缺点，而是提升个人、群体与组织的身心健康、生活质量和幸福感。比如，《快乐有方法》通过 12 个积极干预策略来提高人的积极情绪和幸福感；《积极的自我》通过叙事疗法帮助人们理解与提升自我，从而变得更自信、充实；《积极的动机》通过帮助人们建立积极的、自我协调的内在动机，充满活力地投入生活，获得成功和幸福；《积极的正念》则分享感受世界的正念方法以及一系列身心调节的技术，让身心变得更健康、生活更有质量、幸福感更强。因此，无论你目前处在什么样的状态，只要你希望获得正向的成长，只要你是一个追求身心健康、生活质量和幸福感的人，这套书都适合你。

5. 简约可行，随时随地可学可用：为期 6 周的幸福提升课

本书系虽然由名家撰写，却不是故作高深之作，也不是知识高度浓缩的心理学教科书，而是一套高质量的"幸福提升课程"。本书系中的理论部分讲得"简约而清淡"，很容易理解和消化，更侧重方法的介绍和实践的引领。读者们在书中会看到大量的方法和练习，可以学到很多具体的"怎么办"。重点是，这些方法实操性很强，随时随地都可以用起来。

本书系中的 5 本书，每一本书都是 6 堂课，咨询师、辅导师、培训师等专业人士可以直接将这些课程转化为培训内容和教材；管理者可以将这些课程作为企业文化建设或者组织团建的内容；教师几乎可以直接将本书作为讲义，加上贴合自己学生情况的案例即可；家长们也可以用这些课程辅导自己的孩子，并跟孩子一起成长；当然，每一个追求成长的个人都可以将这套书作为自助练习，循序渐进地自我提升。如果每周认真学习一堂课，那么 6 周之后、30 周之后，您或您的客户、来访者、员工、学生或孩子，将会发生明显的积极改变。

四、幸福的遇见与分享

我在哈佛读研究生时，通过选修泰勒·本－沙哈尔（Tal Ben-Shahar）的积极心理学课（著名的"哈佛幸福课"）而了解了马丁·塞利格曼（Martin Seligman）、埃德·迪纳（Ed Diner）、索尼娅·柳博米尔斯基（Sonja Lyubomirsky）等积极心理学大师，并受到他们的感召而赴积极心理学的大本营宾夕法尼亚大学修读应用积极心理学硕士。本书的多位作者都是我经常在积极心理学课堂和会议中遇见的学者，后来我得知罗伯特·比斯瓦斯－迪纳（Robert Biswas-Diener）组织出版了这套书，于是非常欣喜地将这套书（也是全球唯一的一套积极心理学工作手册）引进中国。

我非常珍惜这套书。在这套书的翻译过程中，我和翻译团队先后四易其稿。在出版之前，编辑们对本套书又进行了细致的校对和编辑。翻译是无止境的，由于水平所限，本书一定存在不足之处，但希望读者们能够感受到我们在"信、达、雅"方面所做的努力。

在编辑此书的过程中，我们也努力做到用心。文中的每一个典故我们都去认真查证；特别不符合国情之处，我们在不影响原意的情况下，进行了少量的删改；鉴于积极心理学的发展日新月异，一些已经过时的信息，包括作者的信息，我们都进行了更新；除此之外，在每本书的每周开头，我都撰写了主编导读，目的是：

- 帮助读者更加了解作者及本书创作的背景；

- 补充最新的知识，保持这套书的前沿性；

积极的正念

- 从更广泛的意义上解读某些概念、理论或方法，让读者能够超越某一周的内容，在更大的背景中理解知识，获得整体感；

- 联系社会现实，对接中国文化，比如将书中的内容与攀比、焦虑、内卷、躺平等当下热议的话题相关联；

- 澄清可能的模糊之处，或以更加符合中国人思维的方式来解读那些可能会让读者感到困惑的重要理论或方法。

由于本人水平有限，加之时间紧迫，导读中有任何不妥或不准确之处，敬请各位同行及读者批评指正。

先后带领几班人马数度翻译和修订这套书，对我的坚毅力是一种考验；出版之前，在诸多生活事件发生的同时，我需要在较短的时间内完成书籍的再次校对并撰写导读，这对我的心理韧性也构成了挑战。不过，这套书助力我在压力下保持积极乐观的心态，我也深深地享受阅读和修订这套书的过程。希望你和我一样享受这套书，从阅读和实践中学到让自己的人生充实和幸福的方法，并亲身体验到积极心理学和积极心理干预带给你的精神力量。

安妮（Annie R. Liu）

哈佛大学心理学硕士，宾夕法尼亚大学应用积极心理学硕士

师从积极心理学创始人马丁·塞利格曼

积极心理学教育研究院副院长

邮箱：yxxy_edu@163.com

目录　CONTENTS

第 1 周	什么是正念？为什么需要正念？	1
第 2 周	正念基础	27
第 3 周	整合日常的正念	53
第 4 周	职场中的正念	85
第 5 周	家庭中的正念	113
第 6 周	坚持正念实践	137

目次 CONTENTS

POSITIVELY MINDFUL

第 1 周

什么是正念？为什么需要正念？

主编导读

你以及你所关心的人现在的生活状态如何？

感到内卷吗？压力大吗？焦虑吗？失眠吗？

心不在焉、浑浑噩噩？或者心猿意马、坐立不安？

希望减少心理问题吗？希望提升专注力和记忆力吗？希望发挥自己的优势吗？希望感到快乐、提升心理韧性和幸福感吗？

如果上面的任何一个描述适合你，那这本书应该能帮到你！

本书被评为市面上最好的关于"正念"的实用手册之一，它几乎回答了初学者们关心的所有问题：什么是正念？为什么要练习正念？正念如何让我们受益？在日常生活中，我们怎样练习正念？

那么，"正念"到底是什么呢？

正念的定义会因不同的研究者、实践者及其运用方式而有所不同。有些人将正念视作一种精神状态，有些人将其视为一套技能和技巧，也有人将其区分为正念状态和正念特征。

根据戴维·布莱克（David Black）的说法，虽然"正念"最初与深奥的宗教信仰有关，被认为是只有极少数人才能获得的能力，但现在，科研人员已经将正念转化成了可衡量的概念，并且给出了操作性的定义。布莱克提到，正念可能有3个方面的含义：

- 一种特质和性格特征，拥有这种相对持久的特质的人能够比其他人更频繁地进入正念状态，也更容易保持正念状态；

- 一种状态和结果，即通过正念训练产生的一种处于"当下"的意识状态；

- 一种练习，即正念练习本身。

在上述 3 个方面中，本书对正念的界定更倾向于后两者，这是有道理的。因为如果把正念定义为只有极少数人才能拥有的特质，那正念就跟我们绝大多数人没有什么关系了；而如果正念是一种练习的状态和结果，或者是练习本身，那我们每个人便都可以尝试正念，并获得它带来的益处。

本书作者唐纳德·奥尔特曼（Donald Altman）是国际正念领域的权威。他是一位资深的心理治疗师、正念培训师，还是一位获奖作家。他曾是美国正念饮食中心的理事会成员，并曾在波特兰州立大学和刘易斯与克拉克学院教育与咨询研究生院任教。他周游世界，除个人修习外，还以健康和商业教练、主讲人和培训师的身份辅导和讲授正念。作为一名作者，他写小说、写博客，还写了很多关于正念的书。他的书籍被翻译成多种语言在全球发行，其中几本书还获得了最佳图书奖。

在我们的积极心理干预书系中，本书是一本比较有挑战性，同时也非常有价值的书。本书的挑战在于，一些关于正念的概念比较抽象，对研究成果的介绍也比较学术化。本书的价值则在于，这本书不仅仅关乎心理健康，也直接关乎身体健康；本书不仅仅提供了理论，也提供了很多改变生活方式的工具以及大量细致、可操作的练习。希望你不要因为有挑战就放下这本书，那你会很遗憾地错过石头里闪闪发光的金子！

第1周是本书中概念和理论最多的一周。对于以掌握实用方法为目标的读者，如果你确实觉得阅读概念和理论部分有困难，可以只看本周的练习部分，把练习做完后即可进入第2周。本书第2周到第6周，主要是介绍各种实操方法，相信你会喜欢并获得很大的帮助。

不过，我觉得第1周中对正念的概念、观点、历史和研究的介绍也是非常有意义的，因为我们的读者中有一部分是健康、心理以及培训领域的从业人员，这部分内容对于他们加深对正念的理解是很有必要的。

目前，全世界都在研究和实践正念，正念已经从一种古代的佛教修行变成了当代科学研究的对象，并且从东方到西方再到东方，形成了一种新生活方式运动。

欢迎你加入正念的大家庭！

第1周
什么是正念？为什么需要正念？

无论你想要更多地了解**正念**（mindfulness）为你自己所用，还是身为一名治疗师或保健专业人士，希望拓展和深化正念知识用于助人，这本学习手册就是为你而撰写的。本书介绍了一些可以增强觉知（awareness）的重要资源和工具，为了帮助你更好地应对生活中可能面对的心理、身体和精神上的挑战，本手册提供了很多方法。

现代生活中，不断增加的需求很容易使人们失去平衡，而正念是一种手段，可以改善你与各种生活困境之间的关系。当然，这无法阻止一个粗鲁的司机强硬别车，或是把一个麻木不仁的老板变成一个充满爱心的领导。正念能够做到的，是给你提供一些方法，让你可以用更积极的、更有益的，甚至是充满希望的方式应对生活中的挑战。如果用天气来作比喻，正念有助于让人们在最猛烈的暴风雨中找到平静。

"正念"这个词在日常用语中经常出现，已经成为主流的观念，这是令人鼓舞的。但正念是一个复杂、深奥而微妙的概念，无法通过简单的概括准确地说明。当没有清晰地理解正念时，该词的使用往往被简化为"只是去觉知"，这让正念这个概念变得更不明朗。

正念看似简单，但练习它却需要持续的努力、精力和技能。在寺庙

积极的正念

里修行的禅师曾经这样告诉我:"正念是免费的,是与生俱来的。"但是,与任何其他天赋(无论是音乐或是运动)一样,若想有效地使用正念,需要长期钻研、提高技能。不过一旦掌握了正念,它将成为你日常生活中福流(flow)的一部分,给你带来轻松和愉悦的感觉。

任何人都能够了解和体验正念,你不需要在森林里打坐,你也不需要成为任何形式的专家,它可以很容易地融入你每天的生活中。正念的核心是一种存在的方式,它要求我们保持专注、好奇以及留意我们的生活。通过这种方式,正念既可以体验,也可以沉思。正念专注于生命的珍贵本质,它有助于我们理解生命中的每一刻虽然"既是快乐的,又是脆弱的",但都是我们生命中最重要的时刻。现在,正念被应用到各种形式的治疗中,正是这些疗法有效证明了正念可以促进平衡和福祉。

正念有3个步骤,可以有力地将目标与随后的行为紧密连接起来:

第一步:设立一个做某件特定事情的目标,如说话、行动或是集中注意力;

第二步:采取行动;

第三步:观看和观察,也就是观察每一个行为,让自己完全投入其中去体验。

当你用这种方式使用正念的时候,它就建立了有目标的觉知。有目标的生活意味着你完全投入每个不断变化的时刻,不再经历"意外"和

"不测"——无论是身体的还是情感的。

理解正念的最好方式是通过练习，而不是下定义和讲理论，然而，从不同角度了解正念的含义是了解正念实际应用的一个重要起点。你可以把正念想象成阳光下的水晶石，每一个轻微的转动都会显现出不同的光泽。"正念"的术语也是如此，经过了无数代人的使用，直到今天。

拓展正念的词汇量和术语

"正念"还没有统一的、公认的定义。许多人试图用一两句话来概括这个概念，但是，当你一步步更深入地了解和体验正念时，你会发现它实际上是一个可改变的、动态的概念。你不妨把本书中提到的正念词汇和术语视为一种描绘多维体验的二维地图。这样说并不是贬低这幅地图的重要性，因为方位是可以帮助你找到回家之路的极其有用的工具。这幅并非包罗万象的地图可以为你的练习提供一个起点。下面是一些关于"正念"的定义，帮助我们了解这种历久弥新的、通过当下发生的事情去训练和转变觉知的方法。

当你在参加本书随后开启的"正念训练营"时，可以回到这一周，看看这些正念的概念与你实际遇到的情况是不是相符合。此外，请给自己一个承诺，去扩展你的词汇量，这样，你就可以用自己的语言来描述正念体验，这也有益于那些想要了解正念的人。

积极的正念

正念的本质是专注和镇静，让我们头脑中混乱的思绪[有时被称为"心猿"(monkey mind)]平静下来。当头脑不再在"对未来的担忧"和"对过去的遗憾"之间摇摆时，我们也就向关怀和接纳敞开了怀抱，于是会出现一个内在的调控系统，为突破原有行为模式的疗愈奠定基础。

马萨诸塞大学医学院教授乔·卡巴金（Jon Kabat-Zinn）是使用正念减压的先驱，他将正念定义为"用一颗开放的心接纳当下"。禅修大师、作家约瑟夫·戈德斯坦（Joseph Goldstein）把正念描述为："全心全意专注于当下，对变化的现实持开放态度的一种品质。"畅销书作家苏里亚·达斯（Surya Das）从藏传佛教的角度，融合了禅修的古老智慧和美国的实用主义，强调禅修是一个动态的过程。他指出："正念的变化是通过4个'r'发生的：识别（recognition）、克制（restraint）、释放（release）和调整（reconditioning）。我通过观察'刺激—反应'的问题，思考事情是如何发生的，从而发展了这一理论。它适用于情绪管理和正念饮食管理。我提出的理论会直击欲望、厌恶及各种或趋或避的活动（大脑作出反应的方式）的根源。"

与此相反，缅甸禅修大师班迪达（Sayadaw U Pandita）描述的正念（古印度的巴利语称为sati），是对身体、感受、想法和情绪的深刻觉知。更重要的是，这是一种公道的觉知。因为正念不偏不倚，头脑可以客观地觉察到所有的事件，甚至抑郁、愤怒和沮丧，并且知晓它们的瞬时状态。根据这种观点，正念不应该是被动的，而是以"动态的、持续的和

第1周
什么是正念？为什么需要正念？

直面的"方式打破消极的模式。正念是**动态的**，因为它在每一个变化的瞬间是可调适的、灵活的；它是**持续的**，因为在心中关注的对象是恒定的，不会轻易受到干扰；它是**直面的**，因为它既不躲避也不沉溺于目标，而且是中立地、客观地面对它们。

换句话说，按照心理学家肖娜·夏皮罗（Shauna Shapiro）和琳达·卡尔森（Linda Carlson）的说法："在最深的层次，正念与自由有关；脱离反射性的模式，从反应中获得自由，最终使个体从痛苦中解脱。"❶

让我们暂且回到正念古老的源头。巴利语中"正知"（sampajañña）一词，或"明确地知道"（clear knowing），显示了正念瞬时的一面，它能够使你在生命展现的刹那深入地了解外部现象和内部本体的本质。这种觉知的直接形式刺穿了幻觉，揭示了暂时的真相。

观察无常，也是观察万物不断变化和新生的本质。这实际上与 déjà vu 相反，déjà vu 的意思是"以前曾经去过那儿"。在这个意义上，正念是 vujà dé，即"以前没去过那儿"。不妨想象一下，把生活中每个逐渐展开的时刻当作即兴生活——没有持续运行的脚本，不去试图预测或控制未来。当然，我们可以对抗和抵制现实的存在，也可以参与到演变的过程中，就像毛毛虫蜕变成蝴蝶一样。这有助于解释，为什么正念经常被描述为拥抱此时此刻的过程，而不是着眼于将来的结果。着眼于未来

---

❶ 夏皮罗和卡尔森是《正念的艺术与科学》（*The Art and Science of Mindfulness*）的作者，该书由美国心理学会出版。

积极的正念

的一个很好的例子是学校教育系统,在那里,学校和学生通常被测验成绩驱动(结果取向),而不是由学习的乐趣和经历所驱动(过程取向)。

此外,正念不只是一个内部的、孤立的体验心智、身体和意识的方式,如何认识和体验事物之间的联系也是至关重要的。正念提供了一个机会,即通过不断融合"当下""心灵"和"头脑"的特质,发现事物的本质和联系。中文表达正念的字"念",就是"今"和"心"的结合体。

正念冥想(mindfulness meditation)是导向有道德、有意识的生活,避免有害他人和自己的行为的主要方式。在这个意义上,正念是一种反省的形式,是一种进入和置身,即全身心地投入每一时刻。

正念冥想的目的是培养觉知,即关注当下、不加判断、慈悲和接纳。日常的冥想是正念的基石。这种练习可以采取多种形式,从比较传统的内观冥想和佛教禅宗冥想,到当代经过改良的正念减压、正念认知疗法等,下一节将会谈到这些内容。

1.1 练习：思考"正念"概念

请花一点时间来思考和回答下面的重要问题。

- 用一点时间在你的周围挑选出一样东西，如一把椅子、一张桌子、一件衣服等。现在，问问自己：它的存在形式是永久的吗？它永远都是这个样子吗？它在被加工之前是什么样的？（例如，汽车的原材料是铁矿石和石油产品，它们构成了汽车的框架和塑料部件。）

- 说出至少两个你购买以后发生了外观变化的东西。（无论是由于意外事故、老化，还是风吹日晒等。）

- 以这种方式观察事物，你的感受是什么？看到事物在不断地发生变化，你的感受是什么？

你是否曾经在心里绘制过与他人交往的"脚本"？请你有意识地放下对一个即将会面的人的预想和期望，让自己进入此时此刻的即兴状态！

- 现在，回答这个问题：进入一种对结果没有期待的状态是什么感受？

- 写出你的一个爱好或喜欢的活动。喜欢它的理由是基于过程的还是基于结果的，或是两者兼有？

- 日常生活中，会给你带来更多焦虑的通常是过程还是结果？

正念简史

尽管正念的源头可以追溯到佛教，但是正念不只是宗教活动或传统修行。在 20 世纪后期，它被用来修习人的平和心态，并在西方逐步成为心理保健的主流。

在几千年的佛教传统中，正念被认为是通往成佛的八正道（the Noble Eightfold Path）中的第七个元素，用来释放和启蒙。正念冥想是佛教徒开启智慧的工具。正念通过把觉知带回到当下体验，使你避免依附于那些破坏幸福感的反身性思维（reflexive thoughts）和消极的行为模式。

静观（contemplation）一词从"contemplum"演变而来，意思是给观察和诠释留出空间，在 20 世纪 70 年代初，它被视为解决一系列心理和身体健康问题的一个潜在而有益的策略。艾伦·兰格（Ellen Langer）教授和哈佛大学的同事做的一些早期研究，侧重通过正念训练让老年人更好地把握他们的生活。这些培训项目减轻了参与者的压力，提高了他们的整体健康水平。

从疼痛门诊到心理健康诊所的干预治疗，都有正念的身影。以下列出的各种正念的形式，很好地说明了它是如何促进改变和拓展觉知的。

- 正念减压（Mindfulness-Based Stress Reduction，MBSR），是乔·卡

积极的正念

巴金和马萨诸塞大学医疗中心的同事们于1979年创立的一种治疗方法。患有焦虑症或疼痛症的患者参加为期8周的课程后，症状会有显著的改善。疗程中使用的正念技术包括坐禅（sitting meditation）、行禅（walking meditation）、"身体扫描"（body scan）和瑜伽（yoga）。（身体扫描是一个有导向的感官觉知练习，后文将会详细描述。）其他许多以正念为基础的疗法在某种程度上都源于正念减压法的模式。

- 辩证行为疗法（Dialectical Behavior Therapy, DBT），是由玛莎·莱恩汉（Marsha Linehan）于20世纪90年代初开发的，是一种用于治疗边缘型人格障碍的方法。

- 正念饮食觉知训练（Mindfulness-Based Eating Awareness Training, MB-EAT），是由琼·克里斯特勒（Jean Kristeller）开发的，用于治疗患有暴饮暴食症或肥胖症的患者。我自己也开发了一个有关正念饮食方面的项目——"吃、品味、满足：用12周为食物、身体和饮食建立持续终生、健康又有意识的关系"。

- 正念人际关系增进法（Mindfulness-Based Relationship Enhancement），由卡森（J.W.Carson）和他的同事们开发，目的是改善夫妻之间的关系。

- 正念艺术疗法（Mindfulness-Based Art Therapy），用于乳腺癌患者的治疗，帮助她们释放和表达感受。

- 正念复发预防（Mindfulness-Based Relapse Prevention），由马利

特（G.A. Marlett）和戈登（J.R. Gordon）开发，侧重预防吸毒者的症状复发。

- 正念认知疗法（Mindfulness-Based Cognitive Therapy，MBCT），由认知治疗师辛德尔·西格尔（Zindel Segal）、马克·威廉姆斯（Mark Williams）和约翰·蒂斯代尔（John Teasdale）共同开发，是一个为期8周的训练项目，主要目的是预防抑郁症的复发。它是在卡巴金博士的正念减压疗法出现几十年后开发的，大部分使用了与前者相同的正念练习，并被证明有效地帮助了抑郁症患者认识到他们的情绪和想法是短暂的和暂时的，而不是固定不变的。

- 接纳与承诺疗法（Acceptance and Commitment Therapy，ACT），是由史蒂芬·海斯（Steven Hayes）和他的同事们开发的，是一个相对较新的治疗方法，经过多种条件的评估，包括戒烟、抑郁症、焦虑症、糖尿病管理和成瘾。该疗法提出，不要试图改变人的感受和想法，而是强调接纳、价值、正念以及承诺行动等观念，拓展了认知行为的传统疗法。

为了说明正念研究领域是如何迅速地不断扩大的，夏皮罗和卡尔森在《正念的艺术与科学》一书中检索了所有得到美国国家卫生研究院（National Institutes of Health，NIH）资助的关于正念的研究，结果发现，1998年开展的由NIH资助的研究项目数量为0，而2008年有44个。研究者研究了正念的技术，将它用于从哮喘、慢性疼痛到免疫系统等疾病的治疗；在心理健康方面，正念被用于治疗抑郁症、焦虑症、饮食失调、失眠、创伤后应激障碍和各种人格障碍。

压力的解药

压力与21世纪的许多疾病密切相关，在情感层面和身体层面影响着全球千百万人。压力会引发大量的身体症状，包括消化问题、失眠、高血压、焦虑和抑郁。

- 压力会破坏我们的判断与决策能力；

- 它可以引发或加剧抑郁症、焦虑症、成瘾性和人格障碍；

- 它会破坏我们的免疫系统，导致包括高血压、神经病变等一系列的健康问题；

- 它会损害人际关系，扭曲我们对生活的看法；

- 在美国最常见的10种处方药物中，有8种用于治疗与压力相关的疾病。

压力和我们对压力的感知甚至加速了细胞的衰老过程。2004年，一项对长期照顾慢性病孩子的母亲的研究中，诺贝尔奖得主、细胞生物学家伊丽莎白·布莱克本（Elizabeth Blackburn）和心理学家艾丽莎·埃佩尔（Elissa Epel）发现，由于照顾患病孩子过程中长期存在的压力或主观感受到的压力，这些母亲的端粒[1]缩短了，而端粒的变薄和缩短是衰老的主要原因之一；只有那些保持着积极的态度，并从精神上卸下照顾孩子的压力的母亲，才能够保持端粒的健康。

当身体对压力事件作出反应时，下丘脑、垂体和肾上腺皮质会释放出激素。皮质醇、肾上腺素及去甲肾上腺素在身体中的流动会引发一些身体症状，如心跳加速、血压升高、肠胃不适。皮质醇在大脑中停留数天，它就会杀死海马回中的神经元——大脑中有助于形成新记忆的部分。皮质醇不仅对学习新东西有抑制作用，还会给大脑中的记忆检索带来困难。

正念练习是"帮助我们避免压力引发的恶性循环的必要核心技能"，这是心理治疗师理查德·奥康纳（Richard O'Connor）在他的《解除永久的压力》（*Undoing Perpetual Stress*）一书中提出的结论。他指出："我们的神经系统不是为21世纪的压力而准备的"，不过，"正如我们的大脑和神经系统很容易受到压力的损害一样，我们也有能力通过慎重地选择我们的生活方式来治愈这种损害"。

针对压力，非药物的天然解药就是正念，正如奥康纳所说，正念可以"改变我们的大脑……正念是一场大脑中的革命，极大地改变了我们思考、感受和看待世界的方式"。

---

[1] 端粒的作用是保持染色体的完整性和控制细胞分裂的周期。

1.2 练习：关于压力的思考

请花一点时间来回答和思考下面的重要问题和经历：

- 我生活中压力的来源是什么？哪些压力是轻微的？哪些是中等程度的？哪些是最严重的？

- 我以前是怎样应对压力的？我使用的方法的局限性是什么？这些策略对我的人际关系和生活质量（既包括身体的，也包括情感的）有哪些影响？

- 正念的方法是如何帮助我解决自身问题和压力的？长期在日常生活中融入正念的策略会怎样影响我的生活？

正念重塑大脑

正念训练让人满怀信心的一点是，它的结果与新近对大脑研究的发现是一致的。大脑有很强的适应能力，可以创建的新神经网络是以前无法想象的。我把6个对大脑的误解和6个正念的大脑观放在一起，来说明这一点。

误区1：

神经元无法像其他细胞一样在体内进行分裂。因此，脑细胞是天生的，是不会改变的。一旦脑细胞死亡了，就永远无法替代了。

正念的大脑观：事实上，成年人的大脑细胞在各个年龄段都是可以通过神经干细胞增生的，并至少可以持续到80多岁。这些细胞可以迁移到正在进行学习的新大脑区域，形成新的细胞。如果你从正在阅读的这份材料中学到了一些东西，那你的大脑可能因此产生了多达6 000个新的神经元！

误区2：

大脑只能由外部事件或活动的经验来塑造。例如，手指和手臂的大量运动改变了一位出色的小提琴家的大脑运动皮层，扩大了大脑相应的物理区域。但是大脑本身不能由心智或思想改变。

正念的大脑观：我们现在知道，大脑的变化可以经由纯粹的内部心理活动产生。强迫症（OCD）专家杰弗里·施瓦茨（Jeffery Schwartz）

在他的著作《脑锁》(Brain Lock) 中，详细介绍了有目的和刻意的思考如何改变大脑的物理线路和路径。只要想象弹钢琴可以导致大脑运动皮层的明显变化，也就可以想象以认知和正念为基础的疗法的有效性。在《脑锁》中，施瓦茨使用了4个正念的方法改变大脑的网络连接，以此来减少强迫行为。

误区3：

大脑的结构是固定的。视觉皮层只能处理视神经信号，感觉皮层只能处理5种感官信号。

正念的大脑观：大脑的"结构"不是固定的。如果神经元的原始通路没有被使用的话，这些神经元似乎能够处理任何信息——例如，有研究报告，视觉皮层神经元可以帮助失明的人处理声音和触觉信息。尽管语言信息的处理是一个复杂的认知功能，但研究仍显示，视觉皮层可以处理语言信息。这意味着，大脑用于处理信息的初始方法是"待定的"、不稳定的。

误区4：

专注力对大脑的物理属性没有影响。如果你手上的某个区域不断地受到刺激，无论你是否关注于此，大脑用来处理这种感觉的神经元区域都将被激活和增强。

正念的大脑观：注意力会增强神经元的活动。注意力实际上塑造了大脑的物理形态。例如，当一个手部中风的人听音乐的时候，大脑的变化只发生在此人正在关注的那些区域。这意味着，你每时每刻的关注，塑造了你是一个什么样的人。

误区5：

大脑可以同时处理多件事情。

正念的大脑观：尽管大众印象认为大脑可以"一心两用"，例如开车时接听电话，但实际上，当我们正在做一件事情时，大脑会短暂地关闭另一个功能。这就是"信息化瓶颈"，或者说"双重任务干扰"，哪怕是一些简单的多重任务，如在出现视觉刺激的同时按下某个按钮，都会削弱大脑的功能。新的大脑研究甚至显示，我们在开车的同时并不能专注于交谈。斯坦福大学传播学教授、大脑研究者克利福德·纳斯（Clifford Nass）提出："一心多用者是很差劲的多重任务处理者。"

误区6：

大脑有一个情绪的"设定点"或情绪基调，它可能暂时发生变化，但终究会恢复到"正常"。因此，人在一些或大部分的时间里不开心或不满意是"正常"的。相反，长期的快乐、幸福和关怀的状态是不可能达到的，也是不现实的。

正念的大脑观：大脑的情绪设定点是不固定的，从长期来说，是可以"重新设置"的。与平和、宁静、乐观和快乐的感受有关的特定的大脑状态是可以测量的；冥想和正念可以提高与专注、智慧、耐心、乐观和同情相关的大脑区域的活动。

正念与积极心理学的交叠

正念的练习有助于人们调节自己的情绪并专注于让他们更快乐的事情。这种角度贯穿于"积极心理学"研究领域的理论与实践中。

"积极心理学运动"（positive psychology movement）始于2000年，主要是时任美国心理学会会长马丁·塞利格曼努力的结果。他和其他学者的研究始于这样的问题："积极的思维方式是如何让人们保持心理健康的？"随着新的测量技术的发展，一个人在思考和体验感受时的大脑活动是可以被测量的，把大脑内部的活动与快乐、有助于创造幸福的态度和练习等概念联系起来也是可能的。

在幸福领域不长的研究历史中，已经迅速出现了两本学术刊物和一个专业机构。这两本刊物是《积极心理学杂志》（The Journal of Positive Psychology）和《幸福研究杂志》（The Journal of Happiness Studies）；一个机构则是由伊利诺伊大学心理学教授埃德·迪纳等学者创建的国际积极心理学协会（IPPA）。

加州大学河滨分校的心理学教授索尼娅·柳博米尔斯基在《幸福有方法》（The How of Happiness）一书中，介绍了她主持的关于积极行为如何影响幸福感的研究。她发现了12个可以显著提高快乐水平的策略，表达感激之情和给予宽恕是其中最有效的两个方法。

感恩和宽恕是正念练习中"慈心禅"(loving-kindness meditations)的关键要素。正如埃德·迪纳和罗伯特·比斯瓦斯-迪纳指出的:"慈爱,也就是人们专注于爱一个人以及做一些好的事情……已经产生了一些积极结果的萌芽……练习积极的沟通、欣赏和善意有可能增加你的幸福感、改善你的人际关系,并追加到你的心灵财富投资中。"

谁可以运用正念?

本书提供的结构、资源和可操作的练习,是培养正念能力所必需的,可以被应用于不同的情况和各种生活情境中。正念可以让很多人受益:

- 任何正面临艰难的生活过渡期或损失的人——如离婚、亲人去世、经济困难或工作岗位的改变;

- 任何正在应对情绪困扰的人——如恐惧、焦虑或恐慌;

- 任何正遭遇抑郁症、创伤后应激障碍和其他情绪问题困扰的人;

- 任何专业医疗人员,如心理咨询师、精神科医生、治疗师、护士、健康顾问等,在使用正念作为一种日常的治疗和辅导手段时,都要进行每日练习,从而获得第一手经验;

- 商务人士可以运用正念提高创造力,强化人际关系,避免工作压力和职业倦怠;

积极的正念

- 任何身处刻板、严苛的工作或学校环境中的人，无论是教师还是学生，或是被困在没有职业前途的工作中的人，都能从中受益；
- 在家里，正念练习可以提高养育水平，也可以改善与配偶和其他家庭成员之间的关系。

"你每时每刻的关注，塑造了你是一个什么样的人。"

1.3 练习：展望未来

请花一点时间来思考和回答下列问题。

- 是什么吸引我对正念产生兴趣？

- 正念能够解决我生活中的哪些问题和挑战？

- 哪些障碍（包括内部的或外部的）可能会阻碍我全身心地投入正念练习？

- 阅读"正念的大脑观"后，我学到了什么？我的感受是什么？

参考文献

Diener, E., & Diener-Biswas, R. (2008). *Happiness: Unlocking the mysteries of psychological wealth*. Malden, MA: Blackwell Publishing.

Epel E. S., Blackburn E. H., Lin J., Dhabhar F. S., Adler N. E., Morrow J.D., & Cawthon R. M. (2004). Accelerated telomere shortening in response to life stress. *Proceedings of the National Academy of Sciences, 101*(49), 17312-17315.

Goldstein, & Joseph. (2003). *Insight meditation*. Boston: Shambhala.

Gorlick, A. (2009, August 24). Media multitaskers pay mental price, Stanford study shows. *Stanford University News Service*.

Kabat-Zinn J.(2006). *Coming to our senses: Healing ourselves and the world through mindfulness*. New York: Hyperion.

Langer, E.J. & Moldoveanu, M. (2000). The construct of mindfulness. *Journal of Social Issues, 56*(1), 1-9.

Lyubomirsky, S. (2008). *The how of happiness*. New York: Penguin.

O'Conner, R. (2005). *Undoing perpetual stress*. New York: Berkeley Books.

Pandita, S.U. (1992). *In this very life*. Boston: Wisdom Publications.

Schwarts, J. (1997). *Brain lock: Free yourself from obsessive-compulsive behavior*. New York: Harper Perennial.

Shapiro, S.L., & Carlson, L.E. (2009). *The art and science of mindfulness*. Washington D.C.: American Psychological Association.

POSITIVELY
MINDFUL

第 2 周

正念基础

主编导读

你有没有注意到让自己"在场"是多么困难？著名的心理学家和正念导师塔拉·布拉赫（Tara Brach）说："我们处于思考的恍惚状态。我们正在时间旅行，我们在未来，我们在过去。"所有这些对"当下"的忽视都会妨碍我们感受生活并享受美好的事物。

第 2 周（以及全书）力图用正念解决我们在日常生活中经常出现一些问题，包括：

- 心不在焉、浑浑噩噩；
- 计划或担心未来，沉迷或懊悔于过去；
- 强迫症、沉迷或成瘾；
- 压力爆棚，难获宁静；
- 逃避压力、"躺平"；
- 多重任务、一心多用……

在过去的三十多年间，正念在国际上受到了极大的欢迎，这使正念从大约 2 600 年前建立的一个模糊的佛教概念转变为当今主流心理治疗的方法以及大众媒体的关注点，比如，2014 年美国《时代》杂志的封面主题就是"正念革命"。

不过，对很多西方人来说，正念与"道""气""经络"等概念一样，过于神秘和抽象。相比之下，我们在中华文化滋养下成长起来的人在理解和实践正念方面是有一些优势的。正念与东方的佛教和禅宗密切相关，而一些可以培养正念的修炼，如瑜伽、太极拳和气功，更是我们东方人的特长。

不过，现在大多数关于正念的科学文献都集中在由"正念冥想"发展而来的正念。如果我们的读者能够通过学习和实践，做一些有中国优秀传统文化特色的研究，如研究太极、气功以及传统中医与正念的关系等，将会大大丰富全世界对正念的研究和实践。

中国人可以在正念方面作出贡献的另一个领域是咨询与治疗。目前，国际上已经将正念用于减压、减轻疼痛、治疗疾病（如焦虑症、抑郁症、强迫症、注意缺陷与多动障碍以及创伤后应激障碍）等。马萨诸塞大学医学中心的约翰·卡巴金教授创立的正念减压技术(MBSR)是后续各种正念干预的基础，卡巴金教授因此被一些人称为"当代正念疗法之父"。本书对正念减压以及基于正念的认知疗法(MBCT)做了比较详细的介绍。除此之外，当代很多影响巨大的心理疗法也结合了正念，包括基于正念的疼痛管理(MBPM)、辩证行为疗法（DBT），以及这套"积极心理干预书系"中的生活质量疗法（QOLT）。不过，这些疗法中最主要的方法，即那些基本的正念练习都包含在本书中。将正念应用到心理咨询和治疗中，这在中国还是一种比较新颖的尝试，希望本书能够助力国人在这方面进行出色的研究和实践。

在大家接下来要学习的这一周的课程中，作者以研究结果告知我们，同时从事多重任务并不是效率高，事实上，一心多用不仅会降低效率，而且会给个体带来压力并影响人际关系，而正念可以解决这些问题。本周分别介绍了正念的4种特质以及内观觉知的4个要素，然后介绍了几种基本的正念练习：正念呼吸、身体扫描、冥想和正念运动（正念行走）。

身体扫描、正念行走和感恩等方法将在后面几周中进行详细的介绍和练习，本周着重介绍了正念呼吸。作者先是介绍了正念呼吸对我们身心健康的重要性，然后非常具体细致地教大家如何练习正念呼吸，也叫横膈膜式呼吸或腹式呼吸，进而要求大家将这种呼吸方法与意向相结合，进行"三步正念法"的练习。

然后……大家就可以练起来啦！

生活中的成瘾和杂念在我们的身边无处不在。我们可以看到过度进食、冲动购物、沉迷网络游戏、性成瘾、药物和毒品成瘾等现象的趋势和危害，加上追求速度和精度带来的工作压力，我们古老的身体应激系统陷入了焦虑和压力的循环中，恶性循环导致了身体和精神方面的障碍。

人类的核心注意与觉知能力被快速发展的技术和时代的需求削弱。对于许多人来说，他们的反应或是随波逐流，或是通过强迫或成瘾行为寻求逃避，或是尝试一心多用。

斯坦福大学的3位研究人员在2009年测试了这样一个命题：学生是否可以有效地处理高科技多重行为任务。例如，在发送电子邮件或短信的同时，学习或观看视频。100名学生要通过3项测试。研究人员开发了一种多媒介任务指标问卷，区分重度媒介多任务者（Heavy Media Multitaskers，HMM）和轻度媒介多任务者（Light Media Multitaskers，LMM）。在这项研究中，区分不同程度的标准是"一个人同时使用媒介的平均数"。HMM测试组高于媒介使用的平均值一个标准差，而LMM组则低于平均值一个标准差。研究发现，由于注意力分散，HMM组付出了更高的心理代价。

研究结果显示，慢性 HMM 者的大脑无法区分信息，他们不能过滤无关的信息或有效地组织自己的记忆。在所有 3 项测试中，与 LMM 相比，HMM 表现均不佳。"在遇到来自外部世界的多个信息源或出现记忆短缺的情况下，他们无法过滤掉那些与当前目标不相关的信息，"该项研究的负责人之一、心理学副教授安东尼·瓦格纳（Anthony D. Wagner）发现，"无法过滤信息，意味着他们的信息加工速度被不相关的信息降速了。"

在我看来，对多任务的执迷以及感官和媒介对核心觉知能力的密集轰炸，使我们的大脑中关于人际关系的重要连接也被削弱了。个体交往和纯粹的人际对话成了时间和速度的牺牲品。网络社交（如短信和电子邮件）取代了直接的个人接触，有意义的交流减少了，潜在的误解增加了。

基本的正念练习能够增强注意力的集中度，提高人际关系的质量，帮助个体更好地欣赏日常生活中的小事，从而更多地体会生命的意义。克里希那穆提（Krishnamurti）在强调正念重要性的时候说："真相永远不会凋零，因为它只能在每时每刻中，从每一种想法、每一段关系、每一句话、每一副姿态、每一次微笑和每一滴泪水中发现。"

有意识地专注当下

要想描述一种生动的、动态的觉知，需要涉及正念的 4 个积极的特质。我认为"有意识地专注当下"（Intentionally Centering Attention Now，I-CAN）最为恰当，它有助于理解正念的过程，理解正念是如何让人全身心投入和欣赏生活的每时每刻的。当你深入正念的练习和探索后，随时可以回到本周，用 I-CAN 诠释你的体验。

在解释 4 种特质之前，让我们把**意识**（consciousness）比喻为向外发射的、碰到物体后反射回来的光；基本的**觉知**（awareness）就像这样的光，通过你的**感觉**（senses），即视觉、听觉、味觉、触觉、嗅觉，触及当下存在的各种感官对象；**心智**（mind）也与对象产生直接的联系，如身体和所有的感官对象。这个过程可以用图 2-1 表示。

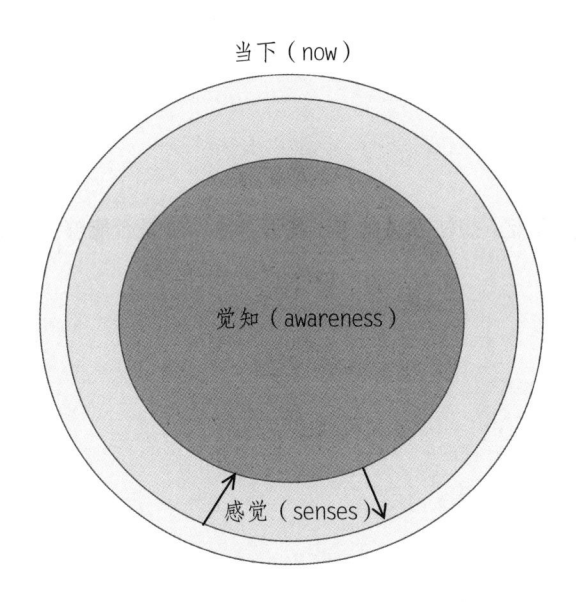

图 2-1　正念的过程

2.1 练习：留意当下

请按照下面的步骤进行 1 分钟的冥想：

　　当你读到这里时，花上 1 分钟，环顾你所在的房间或环境。没有任何具体的要求，只需要用视觉之窗去观察事物。你对这些物体和颜色有想法或感受是正常的，不要试图阻止这些想法或感受的产生。观察 60 秒。

对"留意当下"的思考：

- 当环顾四周时，你对看到的任何具体的对象或颜色有什么样的想法或感受——愉快、不愉快，还是中性？

- 你是否因诸如声音、记忆、想法或感觉等干扰而分心？你是否能够记住是什么东西干扰了你？

一种未经训练的心智（mind）——或可被视作一种无鉴别力的觉知——在接触感官对象（例如看到的、听到的等）时，感受这些对象的觉知可能是狭隘的，面对这些对象的选择可能是有限的。例如，当你看到一块巧克力时，过去的经验可能会激起你的回忆，即使医生告诉你要限制糖的摄入量，可能仍然会有一个内在的声音告诉你："把巧克力吃掉。"一种强烈的渴望舒适的情绪让你想抓住（并吃掉）这个对象。一颗散漫的心很难用客观和中立的方式观察和管理这些多重**觉知流**，结果是，我们很容易被感知的对象所淹没。（如果你曾经尝试过节食，或是在任何一种令人成瘾的事情上挣扎过，你就会明白我的意思。）

幸运的是，I-CAN（或称"有意识地专注当下"）为你提供了一个通过感官之门体验世界的不同视角。继续之前的比喻，假设有第二道光，位于基本觉知的第一道光的范畴内。这个内在的光照亮的是基本觉知本身——让你清楚地看到心智的活动。因此，内在的光注意到你是如何试图依赖或回避感官对象的，它也关注到你的疑虑和冲突的想法，观察到你的情绪和感受。

内在的光可以让你使用觉知作出有目的的决策，它还可以让你有选择地在那些你希望专注的方面集中注意力，甚至可以让你注意到你的心智对你可能不想照亮的一些事物或思考习惯执着不放，比如消极的信念或看法。

思想可能是微妙的，条件性行为（conditioned behavior）的根源和

积极的正念

原因不总是显而易见的。正如苏里亚所解释的:"你知道按钮,并且也认识到,'只要摁那里,它就会再次发生'。"这种内在的觉知(内在的光)有助于个体意识到以前被忽视的觉知判断和调节过程。因此,正念有以**非判断性的、中立的**方式接触当下的潜在力量。

> "内在的觉知有助于意识到以前被忽视的觉知判断和调节过程。"

2.2 练习：非判断地关注当下

按照下面的步骤进行 1 分钟的冥想：

再次使用你的视觉窗口观察周围的事物。这次不同的是，不要盯着任何东西超过一两秒。用你的眼睛浏览，尽量不看整个物体，但要注意物体自身的细节、颜色和形状，就好像你第一次看到它们一样。

不断移动你的目光，让你的头脑没有时间给这些对象赋予标签或名称。同样，以中立的和非判断的态度关注这些物体的形状和颜色。例如，蓝色或红色，它们只是颜色，没有好坏之别。

如果你发现你的头脑在做评论，那就放下这些想法，继续回到浏览过程中。

观察 60 秒。

思考：

- 这种观察与用"正常"的觉知注意事物有什么不同？

- 当你完全用视觉参与观察时，你的思绪在哪里？

积极的正念

只有摆脱了记忆、感知和条件的多重输入流（input streams），才有可能较为中立、非判断地、清楚地看待事物；进而，内在的光关注到你的情绪状态，当你的情绪不稳定或受困扰时，它通过定位于喜悦或安宁，使你的觉知保持专注和平衡；最后，因为内在的光在不断监视你的觉知，所以它为你提供了心理的灵活性去接触和参与当下的时刻，而不会陷入过去或未来的情绪中。

我倾向于把正念的这种内在的光视作**内观觉知**（innersight awareness），这种觉知促进非判断的意识和开放的心态。内观把基本觉知转换成有选择性的、高品质的关注，并产生意向性（intentionality）和定心（centering）。

让我们来看看正念觉知的 4 个要素。第一个要素，从意向（intention）开始。我认为意向是努力的动力，是意向决定了你把什么纳入自己的生活，也是意向使你遵循自己的价值观念、目的和愿景。意向是产生变化的强大且主要的因素，而变化是打破旧习惯和成瘾必不可少的因素。

I-CAN 的第二个要素是定心（centering）。定心有助于你用接纳和开放的态度应对内部和外部的压力，定心鼓励你用更为宽广的、非批判的生活态度对待日常情绪、体验及内心活动。通过这种方式，你可以形成更多的福流、平静和希望感。当然，定心无法保证困难不会出现，但它能培养更好的接纳的心态。

I-CAN 的第三个要素是注意力（attention）。注意力可以提高人们固有的专注的能力。如果没有高质量的注意力，我们很难对需要集中注意力或深度观察的事物保持专注度。当你接触任何事物时，你能用强大而坚定的观察力去面对它吗？你能带着好奇心和开放的态度去认识它吗？你是否能不分心、不被吸引、不排斥也不迷乱？专注力是基本的、宝贵的生活技能，这项技能是寻找资源或完成大部分工作所必需的；专注力也是反省、沉思以及探寻智慧必不可少的特质。为了争夺宝贵的注意力，媒介狂轰滥炸，只有培养越来越强的专注力，内观觉知的缓冲区才能越来越大。

正念的最后一个要素是当下（now）。当下捕获你对生活的参与意识，让你保持清醒和活力。只有在当下，你才能完全以灵活的思想和行动应对每时每刻，才有可能摆脱导向不健康的习惯或欲望的引力，或者重拾被忽视的当下的心理脚本。你越多地投入这些促进正念的特质——意向、定心、专注和活在当下中，你越会通过内观觉知的镜头发现更多新的视角。

基础正念的重要练习

正念呼吸（mindful breathing） 这是一种主动的呼吸，指有意识地控制吸气和呼气，而不是被动的或"正常"的呼吸。主动的横膈膜式呼吸是通过调节呼吸的深度、调节空气在肺部停留的时间和呼气的速率，

积极的正念

用鼻子或嘴有控制地把空气吸入肺部。这意味着正念呼吸或主动呼吸有对呼吸全程的觉知。例如,进行了一次短的呼吸,你知道这是一次短呼吸;呼吸了一口长气,你知道这是一次长呼吸。一般说来,每人每天会有18 000~20 000次呼吸,即使每天把少量的呼吸变成全觉知呼吸,都可以深刻地改变人的情绪和身体健康。

身体扫描(body scan) 一种培养非评判的、中立的觉知的方法,即当身体的各个部位出现感觉的刹那,把注意力放在这些感觉上。正如本书后面将要详述的,身体扫描是去中心化的,去掉了大多数人通常对身体持有的"自我中心"的聚焦或视角。这个训练让个体以一种新的方式体验身体,从而与各种可能引起个体痛苦的个人故事和叙述拉开距离。例如,在疼痛门诊,可以通过这种练习形式培养个体,用更中立、客观的态度看待身体时起时落的感觉,不再固守对痛的那些习惯性的、消极的看法和解释。

冥想(meditation) 一项建立和保持专注的练习,通常的做法是通过多种技术把意念集中在一个对象上。无论是把注意力集中在呼吸、身体或心理现象(想法、记忆、感知等),还是集中在声音、文字或图像上,个体通常坐在一个舒适的位置,闭上眼睛,由一般意识的沉默产生既轻松又警觉的状态。后文将解释怎样把呼吸和有意识地释放想法结合起来。

正念运动(mindful movement) 有意图的运动,比如带着正念行走,行走时练习前面提到的三步法：①设置一个意向；②采取行动；③观察和全面参与行动。

通常情况下，你可能会听到"正念冥想"这个词语，那是对每时每刻正在发生的事情的觉知，往往与集中注意力结合在一起。例如有意识地呼吸，既产生了对每一时刻的呼吸的觉知，也提高了注意力的集中程度。值得一提的是，本书中的许多练习都把主动的呼吸、专注的冥想、非评判的觉知和即刻的运动结合起来。

基础正念的 4 个好处

第一，正念为我们提供了灵活性，使我们能够突破固有的思维模式，也有助于我们以适应（adapting）而不是采信（adopting）的方式来思考问题。

受困于固定心态意味着我们给自己或他人贴上了一个可能不准确的标签。例如，给一个病人作出固定性的诊断，使我们更难以改变或调整我们的观点。另一个例子是，我们对男人、女人、儿童、家长、教师和其他的社会角色，常常持有固定且有限的判断。

第二，正念帮助我们超越信念的限度，比如资源有限或能力有限的信念。

限制性信念的例子包括，人到了一定年龄就不能再回到学校，离婚后再难觅佳偶，一个人无法从头开始新的事业或重获财富。

第三，正念让我们更明确地认识到语境（context）是如何影响我们的。

语境可以在很大程度上改变我们的思考和感受。

一个人对老年人的态度就是一种语境，也是一种特定的含义。如果一个人相信人体到了一定的年龄后，创造力、活动和学习进程就会停滞，那么，他到了那个年龄就不会是积极主动的。一些研究表明，如果老年人的运动和活动得到了鼓励，那么，他们的身体健康水平甚至视力都会有所提升。

第四，正念刺激我们更好地觉知我们的想法、调整我们的情绪。

正念觉知提高了个体对来自身体和心灵的信号的敏感度。例如，因久坐而背部疼痛时，身体发出信号让你移动和伸展身体，防止背部僵硬。类似地，当你头脑里浮现着一个老旧的生活脚本或一个思想陈旧的故事时，正念觉知让你注意到，这个故事是无关的，应该放弃这个故事传递的陈规旧习，返回当前时刻。

2.3 练习：放弃固定心态和限制性信念

思考和回答下列问题：

- 在工作场所，哪些固定心态会影响你对他人的看法，如病人、同事、司机等?

- 这些固定心态导致了什么条件反应或情况?

- 对于已经成为你个人生活一部分的人，如朋友、伴侣、家人等，你对他们的角色持有什么样的固定心态?

- 这些心态带给你本人怎样的感受？带给别人怎样的感受？如果去掉这些限制性的看法，情况会怎样?

正念呼吸的重要性

掌握正确的呼吸技巧，是学习如何放松身心的关键。为了实现放松、提升觉知状态，呼吸冥想法已经存在了几千年。佛陀的《安般守意经》或其他关于正念呼吸的论述给数代的正念练习者提供了正确的方法，指导人们使用呼吸作为全觉知和觉醒的工具。在人类历史上，呼吸冥想备受推崇，考古学家已经复原了 4 000 年前印度的雕像群，这些雕像群描绘了瑜伽呼吸的姿势。最终，这些古老的呼吸练习法传到了西方。

20 世纪 60 年代，哈佛大学教授、心脏病专家赫伯特·本森（Herbert Benson）发现，超验冥想（Transcendental Meditation，TM）的呼吸技巧能够创造"放松反应"。当时，心身医学是不被接受的，冥想被看作一个"边缘"的练习。尽管连他自己最开始也抗拒超验冥想，但本森的研究表明，这种专注式呼吸会对心理和生理产生有益的影响，具体而言，它可以：

- 降低血压和血液乳酸水平（血液中的乳酸是与焦虑情绪有关的化学物质）；

- 降低心率、新陈代谢率和呼吸速率；

- 增加α脑电波，这种脑电波让人同时拥有警觉和平静的感觉；

- 增加血清素，这是一种可以改善情绪和大脑可塑性的神经递质——通过将血清素释放到血液中，供大脑使用；

积极的正念

- 提高总体幸福感，使身体的反应性边缘系统镇静下来。

横膈膜式呼吸，也叫腹式呼吸，即深呼吸至你的腹部。这是一种自觉地、有意识地打开身体放松系统的方式，并且只需要3次横膈膜式呼吸或约20秒即可实现。换句话说，这种腹式呼吸通过降低身体的压力极大地改变了身体的化学成分。我喜欢把横膈膜式呼吸比作身体和大脑的空调系统，当情绪系统过热时，你可以用有意识的呼吸让一切冷静下来。

美国心理学会（American Psychological Association, APA）在关于"预防"的章节中专门提及了这种呼吸方法。其实，当我们还是小孩子的时候，根本不需要尝试便知道如何做到这一点！

现在来看看它是怎样运行的。当吸入的空气进入肺部最深处时，气体会推动横膈膜，横膈膜是分隔胸腔和腹腔的骨骼肌薄膜。当你的腹部涨起时，横膈膜会按住脊柱里的迷走神经——这是生理放松反应的触发器，可以刺激肠道释放血清素到你的血液里。浅呼吸无法提供这些好处。事实上，浅呼吸会强化身体的"逃跑还是战斗"（flight or fight）的警报系统，进而刺激应激激素（如皮质醇和肾上腺素）的释放。有关这些激素（尤其是皮质醇）对身体影响的研究显示，它们会暂时阻断记忆检索。一些研究中使用的功能磁共振成像显示，较高的皮质醇水平通常与大脑杏仁核区域对情绪唤起刺激的强烈反应有关。这会影响个体的判断力以及在工作中或在需要快速反应的情况下有效运作的能力。

2.4 练习：学会横膈膜式呼吸

- 让我们先来看看你是用胸部呼吸还是用腹部呼吸。

  把一只手掌放在位于心脏上方或再高点的胸部。接下来，将另一只手掌放在你的腹部——肋骨的下方、肚脐的上方。现在，进行几组深呼吸。呼吸时，用鼻子吸气，用鼻子或嘴巴呼气。究竟是用鼻子呼气还是用嘴巴呼气，要看你感觉哪种方式更自然。

  此时，哪只手在动？如果两只手或上面那只手在动的话，你可能是胸部呼吸；如果是放在腹部的手明显地配合着呼吸向里和外移动的话，你很可能使用了横膈膜式呼吸，或称腹式呼吸。如果你用的是腹式呼吸，恭喜你！你可以跟随下面的步骤进行练习，加强你的腹式呼吸。

- 如果你是用胸部呼吸，现在要学会一个简单的姿势以促进腹式呼吸。

  现在，把你的两只手臂放在身后，紧握在一起。这样做会扩展你的肋间肌肉群，让你更容易进行肺部深呼吸。如果你是坐在椅子上，你的身子只要稍微前倾就可以做这个动作。进行几次深呼吸。如果你感到头晕或眩晕，那可能是呼吸得太深了。你感受到区别了吗？你的腹部胀起或动了吗？

- 另一个伸展肋间肌的简单方法是：双手紧握，然后放在脑后或颈部。

  现在就做一下，确保没有疼痛感或不适感。紧握你的双手，进行几次深呼吸。现在你应该感觉到腹部的运动了。

  在进行腹式呼吸时，注意你的身体感受。你可能会感觉到放松、平静、温暖、刺痛，甚至头晕眼花。

- 现在，练习腹式呼吸3分钟。

  如果你的大脑开始思考过去或将来的事，只是注意到这点就行。然后将你的注意力转移到呼吸本身，享受激活你身体自然放松系统的当下。

  *请坚持练习横膈膜式呼吸，直到它成为你默认的呼吸方式。最终，你将不再需要通过将双手放在背后或脑后就可以进行腹式呼吸。

意向的重要性

正如本周前面提到的 I-CAN 模型，把意向带入你的身体、呼吸、思考和日常活动会增强你的觉知，有助于提高个体打破习惯的能力。仔细想一想，意向就是你打造自己生活的方式，它是促使你努力的燃料，是激活你梦想和愿望的手段。如果你怀疑意向的力量，那就想一想此刻你拥有的一切——你的车、你的生活、你的人际关系、你的工作状况……所有的一切都始于意向。有些人愿意支付数百万美元的广告费，把他们的意向变成你的意向。

意向本身没有好与坏的区别。你可以使用你的觉知选择创建可以避免有害或消极情绪的意向，保护你免受（你不想要的）他人意向的影响。你可以在整个日常生活中都做到这些，你只需要做好心理笔记，意识到自己如何呼吸、如何走路、如何坐、如何站、如何与别人说话，或者如何看待你周围的环境。

当你使用**意向性**识别头脑中的限制性意图时，意向尤为有用。这些限制性的想法可能是，"我从来不擅长这个""没有人在乎我说什么"，或者"它永远都是这样"。

当一个消极的想法出现时，**正念意向**可以通过善意和好奇心使你明白，这个想法是消极的；你不会让自己陷入责备或评判，而是直接面对它，直到这种想法消失。它也有助于用一个积极的、有益的意图取代消极的想法，比如希望某人（或是你自己）健康和幸福。

脑研究显示，通过设立意向观察和记录你的感受，这种有意识的行为能够抑制大脑内在的被动反应。你可以从一个安全的距离，客观地注意并标明你的情绪是什么，诸如"这是挫折感、这是在生气、这是受到伤害、这是悲伤"等。此外，你可以设置一个**意向**来正视这些情绪。之后，你可能会发现，它们并不像你认为的那样令人恐惧和害怕。你可以观察这些情绪是如何像你的呼吸一样涌起和下落的。

意向是一个可以练习的技能，将意向与你新学会的腹式呼吸的技巧结合，会很有益处。

"意向，就是你打造自己生活的方式。"

2.5 练习：刻意呼吸练习

在该练习中，你将学习如何使用三步正念法：设置意向、跟进行动、观察呼吸。

在开始之前，找一个安静的地方，你可以双腿交叉坐在椅子上或垫子上，背部挺直，找到一个令你感到舒服的呼吸节奏，先练习3分钟，然后正式开始。

第一步：设置意向。

- 伴随着每一次吸气，在心里说："开始吸气。"由此设置一个吸入的意向。

- 伴随着每一次呼气，在心里说："结束呼吸。"由此设置一个呼出的意向。

第二步：跟进行动。

- 在每一个意向后面，吸一口气和呼一口气。

第三步：使用你的注意力保持观察。

- 观察腹部的起伏。

- 观察呼吸之间的停顿。

- 观察出现的想法，再返回到呼吸本身。

- 觉察你的身体。

呼吸是关心你的身体的一种方式。当你注意到每一次呼吸的长短时，你就关注了自己的身体。通过每一次吸入和呼出，你也可以觉知到自己的身体是如何平静下来的。读一读佛陀用于正念呼吸教学的《安般守意经》中智慧的话语。记住，把你的深层觉知带入每一次或长或短的正念呼吸中。

长长地吸气时，你要知道："我在吸入一口长气。"呼出一口长气时，你要知道："我在长长地吐气。"

吸入一口短气时，你要知道："我在吸入一口短气。"呼出一口短气时，你要知道："我在呼出一口短气。"

训练自己："吸气，感知全身。呼气，感知全身。"

训练自己："吸气，镇静全身。呼气，镇静全身。"

2.6 练习：呼吸练习的思考

花一点时间思考并回答以下问题。

- 我每天进行呼吸练习最大的挑战是什么？

- 我每天愿意进行多少分钟的呼吸练习？会在什么时间、什么地点练习？怎样才能制订一个可行的计划？

- 如果专门安排一个为呼吸和正念练习准备的空间，会有帮助吗？若没有足够的时间，很疲劳或感觉不堪重负时，怎样才能保持继续练习的动力？

参考文献

Benson, H. (1976). *The relaxation response.* New York: Avon.

Gorlick, A. (2009, August 24). Media multitaskers pay mental price, Stanford study show. *Stanford University New Service.*

Krishnamurti, J. (1995). *The book of life: Daily meditations with Krishnamurti.* New York: HarperOne.

Ophir, E., Nass, C., & Wagner, A.D. (2009). Cognitive control in media multitaskers. *Proceedings of the National Academy of Sciences, 106*(37), 15583-15587.

Resenburg, & Larry. (2004). *Breath by breath: The liberating practice of insight meditation.* Boston: Shambhala.

Wolf, O.T. (2009). Stress and memory in humans: Twelve years of progress? *Brain Research, 1293,* 142-154.

POSITIVELY
MINDFUL

第 3 周

整合日常的正念

主编导读

本周是超级实用和有用的一周。

作者首先介绍了日常练习正念的3个基本步骤，建议大家找到同伴，每天练习并保持耐心；然后作者说明了正念是压力的解药；接下来作者介绍了几个非常实用的方法：正念呼吸、正念行走、正念睡眠以及正念感恩；最后作者介绍了在日常生活中如何练习正念，使其成为我们的第二天性，即熟练的技能和习惯。

关于本周最后一部分关于正念感恩的研究，如果你觉得太学术化了，可以略过不读，这并不影响对本周内容的学习。不过，如果你希望深入学习，或者需要掌握正念有效的证据，那么你会觉得这部分内容还是很有价值的，因为作者列举了一些研究，目的是让我们知道正念的效果是有证据支持的、是科学的。

当代社会的压力让"睡眠"这项生物天然具备的能力变成了一种困难，甚至成了奢望。如果你是在半夜里数羊数到好几千也睡不着的人，夜里绝望地看着表上的指针从凌晨2点指向3点、4点的人，因睡眠不足而次日头脑昏沉如同行尸走肉的人……建议你一定要试一下本周教你的正念睡眠方法：渐进式放松技巧。

本周介绍的正念练习都是常用且有效的。但是，每个人接受和喜欢的练习会有所不同（这也是为什么《快乐有方法》一书强调，干预与个人需要有良好的匹配）。我的不少朋友每天都做冥想练习，比如有人每天早晨固定时段做30分钟的静坐冥想。我本人则更偏好那些"动"的正念练习，比如正念饮食。我多年来都没有意识到，我吃饭很快，有时还一边吃饭一边看电视，很少留意食物的味道。学习正念让我体察自己：

过去我认为食物是为身体提供营养和能量的，甚至有时还将自己"不贪恋美味"当作优点，更深层的问题是，我欠缺品味生活情趣的能力。后来我升级了自己与食物的关系，不仅重视食物的品质和营养，还重视食物的味道、色泽和餐桌的摆饰，因此我现在学会了慢慢品尝食物，并且为大自然和人类劳动给我们提供了丰富多彩的食物而感恩，我甚至还因此变成了一个更好的厨师和餐桌装饰者！

另外一个令我受益的练习是正念行走。我将自己的散步分为3种：第一种是休闲式的散步，如饭后百步走，一边漫步一边跟亲友聊天；第二种是思考性的散步，双脚漫无目地行走，脑子里想的全是要解决的问题，我的很多灵感都是在散步时得到的；第三种则是正念式的散步，即享受散步本身的过程。在校对本书的时候，我发现自己对梭罗关于散步的文章非常认同。我很喜欢到野外漫步，尤其是劳累和压力大的时候，大自然真的能让我放下一切思绪，专注于自己的脚步以及周围的一山一水、一花一木，对我而言正念行走是很有效的减压方法。

总之，对我来说，相比于"静"的正念练习，"动"的正念练习做起来更自然，让我更喜欢，也使我受益良多。不同的正念练习没有好坏，每个人都可以选择最适合自己的方式。

就从今天开始做正念练习吧！请试试"3分钟压力排毒法"，带着你的"便携式正念套装"走入公园、草地或树林，好好地品味你的饮食，用渐进式放松技巧，帮助自己美美地睡上一觉，并且对生活中美好的一切心怀感恩。

积极的正念

很多人常常问我：每天进行正念练习重要吗？对"正念"这个概念，我们需要了解到什么程度？这些问题对那些致力于学习正念的人来说很关键。认真的日常练习对那些提供专业服务的人而言更为重要，如咨询师、治疗师、护士、社会工作者以及其他给客户提供正念干预的人。

上述问题都是极好的，尤其是"正念"的发展已经到了一个转折点。十几年前，"正念"还是一个比较陌生的概念。现在，它已经和"短视频"以及"新能源车"一样，成了日常用语的一部分。然而，如果我们只是使用"正念"这个术语而不进行练习的话，问题就来了——如果无法做到每日练习正念，那么，你就错过了洞悉这一令人惊奇的、改变生活的体验所带来的酸甜苦辣，而这也是洞察和领悟必不可少的。学习正念的技能而不去练习，就如同在虚拟游戏中扮演音乐大师一样，你还以为自己真的学会了弹钢琴。

正念需要培训和练习，因为它是一种多面的技能，需要投入所有的感觉，深度重塑大脑。它唤醒我们，体验当下的现实生活，而不是专注于过去或未来。只有完全投身于当下，我们才能充分地体验柠檬的气味或橘子表皮的质感。当然，说起来容易做起来难。和任何其他的技能一样，要达到熟练的程度需要正确的方法，诸如适当的顺序和适量的学习。

否则，你会感到困惑、无聊、挫败，甚至走到放弃的地步。例如，如果没有亲身体验，提供专业服务的人员可能不知道如何鼓励处于困难中的人们。

此外，人们可能会习得一种不准确的、有害的方法。结果不仅浪费了时间，还误认为自己正在练习正念并取得了进步。例如，"正念饮食是很重要的"，这似乎是个好的建议，但是，如果在正念饮食的原则方面没有适当的训练和直接的经验，这些建议都是没有意义的，并可能导致混乱。正念饮食一定意味着进食的时候是"关注的""谨慎的""小心的""意识到后果的""认真的"或"善于观察的"吗？或者说，如果不是在所有的时间都贯彻正念饮食，你就是个失败者吗？

正念训练很大程度上如同练习开车（只是前者更难！）。你还记得自己第一次握着方向盘开车的情景吗？最初，你可能认为驾驶很简单，因为有那么多人在开车。你可能会想："没问题，我只需要启动钥匙，把排挡放在驱动挡上，然后踩油门就行了。"可是随后你会意识到，操纵一辆一吨重的汽车是如此具有挑战性！所以，你开始慢慢地绕着停车场或在本地的街道上驾驶。当你有了更多的自信时，才准备上一条多车道的高速公路试试。这一路走下来，你可能有一位或多位老师，你希望老师们是技能娴熟的，也是耐心的、善良的。

如果你的工作是带领他人做正念训练，那你就是一个人或一个团体的"驾驶"教练。他们依赖你来学习"驾驶"他们心理的和身体的"车辆"

（身心），学习使用正念来提高注意力、意向和觉知。虽然并不存在一种固定的教导方法，但是任何一个教练都必须拥有基础知识。就我个人而言，我喜欢从正念呼吸开始，然后是正念行走和正念饮食。

你可以在日常的正念练习中运用以下 3 个基本步骤。

第一步：找到一个可以学习和练习正念的老师或团体。

即使是跟人一起进行正念阅读也是有益的。正念减压学习团体是一个培养专业人士的组织。此外，可以通过阅读扩大你的正念探索和知识面，也有许多精彩的正念饮食方面的书籍。

第二步：开始每天练习正念、冥想和正念饮食。

我鼓励进行饮食的正念练习，因为我们一生中要吃上万顿饭。正念饮食提供了练习正念并促进身体健康的有力手段。

每日进行练习是一个你能够直接了解原理的有效方法，一个你乐于分享给他人的方法。你可能还会发现，进行长时间的、密集的正念和冥想是有益的，因为这有助于维持及加速你的进步。当你体会到这些练习的好处（以及挑战）时，你会更轻松地用个人经历来回答那些训练中不可避免出现的问题。

第三步：当你继续投入更多的精力和努力去掌握正念时，需要有耐心和恒心。

最终，你的正念将趋于稳定，成为一个你可以依赖的、轻松自如的技能。体验持续的正念是练习的益处之一。

同时，学习和练习正念是没有终点的，因为正念实际上是正念循环。这不是失败，而是一次又一次回归到"是什么"的本质。通过接受训练，你可以很自信地与人分享这些训练和改变生活的技能，也因此而获得自信心。最重要的是，你会得到你的"正念驾照"，伴有触及正念心灵且永无止境的敬畏、尊重以及深切的感激。

> "正念唤醒我们，让我们体验当下的现实生活。"

3.1 练习：启动日常练习的思考

花一点时间来思考和回答下列问题。

- 上面提到的 3 个步骤中，哪一步你最容易做到？

- 对你来说，3 个步骤中哪一步面临的挑战最大？

- 当你感到沮丧和不耐烦的时候，如何才能保持耐心？

压力的解药

被我们称为"孤独"的这种悲伤，是人文情境创造出的独特的压力形式，在这种情境下，它们在身体上引起的生理变化通常不会被意识到。看看那些感到孤独或为生活所累的老年人的皮质醇水平，足见一斑。

美国西北大学社会差距与健康中心的爱玛·亚当（Emma K. Adam）观察到，我们的日常生活经历会影响我们的压力激素水平。反过来，这些压力激素水平直接影响我们对日常生活的体验。她和同事提取了156名出生于1935—1952年的老年人的唾液样本，在连续的3天内每天提取3次。

那些在夜晚体验过孤独感的老年人，第二天早上醒来时都有较高的皮质醇水平；如果他们睡觉时感到悲伤、缺乏控制或受到威胁，第二天早上会有同样高的皮质醇水平。皮质醇水平是"你的一天过得好不好"的生理体现。

皮质醇是一把双刃剑。身体产生的皮质醇是我们生存所必需的，因为它可以帮助我们应对压力。但随着时间的累积，如果皮质醇水平居高不下，我们就开始体验"被耗尽"的压力感并出现一系列的身体症状。许多研究已经表明，皮质醇水平的升高与记忆障碍、高血压男性的腹部肥胖、女性的饮食失调和其他失衡均有关。

积极的正念

1999年,一项关于皮质醇水平的心身医学研究,连续3天提取了66名公立学校教师醒来时刻的唾液。结果发现,那些有较高压力、体力透支的教师分泌的皮质醇水平较高,同时他们的自尊水平最低,外部控制阈值最高,对身体不适的抱怨最多。

如果我们不能缓解每天面对压力带来的压力反应,我们的心理和身体就要承担压力反应累积的代价。倦怠(burnout),即我们产生皮质醇的能力已耗尽,这是压力长期累积所产生的显著效应。不过,即使是没有达到倦怠程度的轻微效应,也会对我们的幸福感和人际关系造成不良的影响。

如果你只需要一个很好的理由便可以开展正念练习并将其坚持下去,这个理由就是:正念可以成为对抗长期累积压力的解药。这就是为什么下面的3分钟"压力排毒"练习是我能提供给你的最重要的练习之一。

你可以把这些"压力排毒"练习安排在任何时间。在你生活中出现不确定和变化过渡的时期,尤其要使用它。你可以在开车前后、会议之前,甚至排队时使用它。即使你认为没必要,也至少要在早晨做一次,这些练习是简单易行的、有效的。

3.2 练习：3分钟压力排毒

在接下来的3分钟内，你将学习如何减轻一天中快速累积起来的压力。练习将专注于3个基本的要素——身体、呼吸以及识别紧张感或情绪。

第1分钟：注意你的身体和姿势。

现在，请坐直身体，找到一个能轻松呼吸的姿势。注意你的脚是如何稳稳地放在地板上的。你的身体是坚实的、安全的、稳定的，如同一座山。这个坐姿要让你有泰然自若和优雅的感觉。

练习60秒。

第2分钟：观察每次吸气和呼气的时长。

现在，你的身体是稳固的，那么，把注意力放在呼吸上。观察每次吸气和呼气的时长。不要试图强迫自己进行长呼吸或短呼吸。只要找到动态的、自然的、自由的正常呼吸节奏就可以。你可以想象时起时落的呼吸像一个气球膨胀再收缩。呼吸告诉我们"放手"和"释放"的重要性。当你呼吸时，让自己注意每次呼吸之间的停顿。

练习60秒。

第3分钟：关注身体里的紧张与绷紧之处。

现在，在身体和呼吸保持连接的同时，关注你身体里的任何紧张、绷紧之处或情绪状态，也许你会感到脖子或肩部周围肌肉的紧绷。

如果你感觉到了任何一种情绪，给它起一个名字，如悲伤、愤怒、委屈。然后，使用引导式想象：吸气时，想象一道充满张力的光进入并完全填充你的身体；呼气时，假想这道光携带着你身体里所有的杂质或消极情绪向下穿过腿部，到达你的脚底，在那里，它们被存入大地，回收起来。吸入白色或金色的光，然后呼出灰黑色的紧张情绪。当你这样做时，你可以让身体的相应部位变得更柔软、更放松。

练习60秒。

3分钟压力排毒带给你的感觉是什么？

- 是"平静"和"放松"吗？你感到变得"神清气爽"了吗？在对付了一两个压力源后，你可以开始期待对付下一个了。你可能会惊讶，你的身体是如何迅速地积累压力的，而这个练习又是如何消解和释放压力的。

- 什么时候可以进行压力排毒练习呢？当你的头脑里装满了对未来工作的担忧，或者感到缺乏耐心时，压力排毒是一个好办法。

- 请记住，练习的目的不是要逃避或避免情绪紧张，而是要在这一刻找到平衡点，让我们以更健康的方式处理压力。

- 和任何一个专注力的练习一样，想法、声音、记忆或感觉的出现会暂时分散你的注意力。你可以注意到它们，然后轻轻返回你的呼吸，回到用气息带走紧张的过程。如果你不觉得紧张，那么只需要保持呼吸，让呼吸的节奏始终保持流畅。

你的便携式正念套装

正念是懂得欣赏小事的一种方式。快节奏的生活被当代人认为是"正常的"，用正念放慢步伐似乎颠覆了快节奏的生活方式。正念是一个非常美国化的概念，因为它主张个体化，发现真实的自己，不要步人后尘，

第 3 周
整合日常的正念

在任何方面都保持清醒，寻找新的解决方案和新的方式，去体验生活和与他人交往。

强调正念是"便携的"，这很重要。你可以随身"携带它"，选择在任何时间使用它。你可以自己练习，也可以与其他人一起练习。当你把正念的练习融入日常生活时，它可以成为你生活方式的完美补充剂，作为一种绝对简单的方式，它可以成为自我改造的有力工具。

就拿正念行走来说。你每天自主迈出的步数有多少？能步行就说明走路已经成为根深蒂固的习惯和技能了，那么，为什么不把走路变成一个培养日常正念的机会呢？

正念行走（mindful walking）是指每当迈出一步时，你都完全地处在当下。19 世纪美国作家和哲学家亨利·戴维·梭罗（Henry David Thoreau）在他的一篇随笔中以问题的形式谈到这一点："散步时，"他写道，"有时候会无法摆脱头脑里那些村庄里的事情。对一些工作的想法在我头脑里转来转去，我不在我的身体所在的地方——我的灵魂出窍了……如果我在考虑一些森林以外的东西，那么我去森林里做什么？"

掌握正念行走的过程，可以通过观察婴儿怎样学会走路来说明。婴儿在学会走路之前，估计平均摔跤一万次，但每一次他们都学到了一点东西，无论多沮丧也不肯放弃。这是一件好事，要不然我们还是四肢着地，在地上爬来爬去！

积极的正念

问题是，学会走路后，我们常常是自动行走，并没有深入地体验它。行走让我们从一个点到达另一个点，我们不用深入地体验它，做到这一点似乎毫不费力。那么，除了锻炼和让你到达一个地方，行走还有别的好处吗？

如果你准备停止漫无目的地到处乱走，现在就可以开始正念行走了。通过慢下来和用心走，我们将学习以完全不同的方式来行走。

这里有一种三步法，可以把你的心和身融合到正念行走中。具体做法真的很简单：

第一步：设置一个意向，可以只是"用一条腿或另一条腿迈出第一步"；

第二步：用行动来实施这个意向——迈出第一步；

第三步：观察会发生什么，注意随着你的肢体运动而出现的任何感觉或想法。

如果你一遍又一遍地重复这3个步骤，那你就是在正念行走！关键是，这不是一种机械的行走，而是让行走成为你持续关注的对象。这样做，你就把物理的行动变成了正念练习，然后，再结合本书前面提到的呼吸练习——有意识地呼吸一次，同时有意识地迈出一步。在你学会了带着呼吸行走后，每当散步时出现任何杂念，你都可以轻轻地把注意力转向这 3 个步骤——意向、行动、观察。

如果你发现刚开始这样做很困难，请想一想，在你能够毫不费力地走路之前，婴儿时期的步伐是不是也这样？熟练源自练习。正念行走的次数越多，将正念行走内化为你的第二天性的过程就越快。

把正念和运动连接起来，把它们融入你的日常生活中，就是在重塑你的心理和身体，这会有助于打破你的成瘾模式或习惯性反应。正念行走对消除来自重大生活变化的压力特别有益，无论这些变化是来自工作、人际关系还是健康方面的挑战。这都是一个不断给予你力量的练习！

> "正念是一种简单又有力的自我改造工具。"

3.3 练习：正念行走

做练习时，你的注意力会分散，或者你的心绪会漫游到其他地方，这是正常的。此时，只需轻轻地把你的身和心带回三步法——意向、行动和观察——就可以了。

你也许会发现，不穿鞋子可以更好地完成正念行走。那么，选择一块感觉舒适的地面——甚至家里的一块2~3平方米的空间就足够了。一旦对正念行走感觉更自然，你可以在任何地方应用它，无论在室内还是在室外。

意向1：现在让我们来练习站立，你可以看到站在地板上的你自己的脚。不必担心每一步必须进行一次呼吸的动作要求，你只要让呼吸变得正常和有节奏就可以。用简单的、单一的意向开始每一步。眼下，设置"迈出右脚"的意向，注意你的腿、臀部和脚的运动，感受和观察你的脚怎样触碰地面；下一步，设定"迈出左脚"的意向。

就像这样迈出几步——头脑里想着"迈出右脚"的意向，然后迈出右脚；头脑里想着"迈出左脚"的意向，然后迈出左脚。像这样练习60秒，然后进入下一个阶段，每一步都加上第二个意向。练习60秒。

通过设定一个简单的意向，在一个小小的练习后，你是不是感觉更舒服了？如果你觉得身子晃动或步伐不稳，可以通过加快速度或靠着墙来支撑自己。

意向2：现在，你的每一步将会有两个不同的意向，这样做是为了更加了解越来越精细的动作。所以，现在，请设定"抬起你的右脚"的意向，开始迈出第一步；然后，设定一个"放下你的右脚"的意向。感受你的脚和腿是怎样从地面抬起的，注意你的脚跟是怎样接触地面的。你的脚哪个部分先着地？用大约60秒的时间，继续设定"抬起右脚"的意向，然后放下右脚，接下来再设定"抬起左脚"的意向，然后放下左脚。练习60秒。

意向3：当你感觉更舒适时，可以在每一步中加入第三个意向。现在让我们试一试。除了"抬起脚"和"放下脚"的意向，加上一个新的意向，即"让你的脚向前移动"。当你跟进动作时，请注意你的膝盖是如何向前移动的，也要留心移动时衣服的状况。

继续使用上述3个意向，进行60秒的练习。

意向 4：把脚放回地板之后，4 个意向中的最后一个才出现。在这里，你要加入"用脚和腿转移重心"的意向。在这个时候请注意，当你把身体的重心从一侧转移到另一侧时，哪些肌肉放松了？哪些肌肉收紧了？你的重心是如何分散在脚上的？你的膝盖是如何弯曲或收紧的？

现在，每一步都有 4 个不同的意向：*抬起脚，向前移动，把脚放回地面，把重心转移到脚上*。一只脚走完，再换另一只脚，同样包含上述 4 个意向。当杂念出现时，只要将你的意识转回到行走的意向、行动、观察这 3 个步骤就可以。请注意，你还可以设定"身体转向"的意向。当你的身体向不同方向做正念转向时，你可以只设置"转，转，转"的意向。其效果很像手机里的连拍快照——全神贯注、对你生活中的每一时刻保持清醒。像现在这样行走，持续地关注每一个动作。练习 60 秒。

积极的正念

- 请记住，当你做正念移动时，你正在以一种有力的方式进入当下，重新训练你的身体和心灵。这些基本的技能可以应用到其他日常活动中，如站立、坐、打字、吃饭以及日常的一切。

- 不可否认，同时使用多个意向会让你慢下来，人们可能会误认为行动变得愚钝、没有成就感。幸运的是，你可以在私下随时完成几分钟的正念练习。你还可以使用我称之为"实时和实速"的正念，就是把正念带入你的正常运动。你可以用正常或轻快的步伐进行这些运动，没有多个任务，只有"走，走，走"的意向，留意和观察你移动时所有的动作，重复的意向让你将注意力集中在身体的行动上。

正念感恩：让感恩成为日常的一种正念干预

如果每天向某些令你感激的事情，或者对那些给予你或他人积极影响的人表示感谢，你能否想象你的生活会是怎样的？

"gratitudo"是英语单词"感恩"（gratitude）的拉丁词根，意思是要感谢并注意令人愉快的事情。

在那些使生活变得有价值的小事情上，感恩我们生活中拥有的一切，这样做有利于我们培养和接纳积极的情绪，而这些也会更有助于我们练习正念。拥有宽容的态度，可以让我们看到生活中更多的惊奇，并用超然的视角对待我们的生活境遇，看到我们的幸运。

有研究表明，感恩意识——即使只是做感恩日记练习——可以真正帮助人把生活感受转向更好的方向。例如，2003年刊登在《人格和社会心理学期刊》(*Journal of Personality and Social Psychology*) 的一份研究报告中，研究者要求参与者每周写下值得感恩的5件事，持续时间为10周。

研究结果表明，与那些写下一天中的挫折或只简单列出当天活动的人相比，感恩的人：

- 幸福感水平高出25%；

- 对未来更加乐观；

- 感觉生活更加美好；

- 每周的运动时间多1.5小时。

索尼娅·柳博米尔斯基在她的著作《幸福有方法》中详细描述了另一项研究："感恩组的幸福感水平在干预后有显著的增长。"该项研究的参与者每周只需要做一次练习，如在星期日的晚上做练习，就会感到从中受益。

让我们来总结一下：研究显示，表达感激之情可以提升幸福感；感

积极的正念

恩时，我们对总体的生活更加乐观，这些感受反过来增加了我们的自尊和自我价值感；感恩有助于我们减轻压力和焦虑，甚至加强了我们与他人的关系。对日常的正念练习来说，最为重要的是感恩和表达感恩，这有助于我们超越让人分心的享乐主义行为。当我们专注于生活中已有的好的方面时，我们就更少把注意力放在追求那些消极的享乐上。

"感谢那些使生活变得有价值的小事情。"

3.4 练习：感恩记录单

现在，你有机会把所有感恩研究的结果运用于实践。想一想这个星期里发生的让你心存感激、感谢和欣赏的 3 件事情，并把它们写下来。

1.

2.

3.

现在，试一试"感恩"思考。

有许多人对我们的生活产生了影响。花几分钟来回忆一下，过去一周中帮助过你或向你表达善意和关怀的人。在下面的空白处，表达你的感激和赞赏。这周，你也可以口头告诉一个人，你对他给予你的支持的感谢。

积极的正念

正念睡眠

我们都需要对睡眠留心留意。睡眠会影响我们的认知能力，如果睡眠被剥夺了，我们的心理和身体健康就会以各种方式受到损害。如果没有适当的休息，练习和掌握日常的正念也会更具难度。

失眠或睡眠中断是影响许多人的问题。有时候，我们受到过量咖啡因和日常忧虑的刺激，睡觉时的头脑异常活跃且身体紧张，下面的正念睡眠练习相信会对此有所帮助。

先要了解你每天摄入的咖啡因，咖啡因在肝脏里的代谢缓慢，会在体内停留 36 小时——咖啡、苏打水和巧克力都含有咖啡因。

还有一个睡眠提示——你的身体通过褪黑激素设定了一个睡眠节律。意思是，当你睡觉时，你的房间必须是暗的。如果有光线从外面或者从另一个房间射进来，那么你的身体可能不会设置睡眠生物钟。你的视网膜也会受到电器光线的刺激——可能是来自电视、电脑和手机的光。睡觉前 1 小时请避免接触这些光源。另外，睡前还可以喝一些温牛奶或甘菊茶，这是众所周知的可以让身体放松的东西，可将饮用这类饮品作为你睡前的惯例。一些舒缓的音乐和茶能够帮助你建立一套新的睡前仪式。在床上读书也可能让你变得清醒，所以上床之前放下书本，确保卧室是安静的。

3.5 练习：睡眠放松练习

开始做这个练习之前，进行 3 次深呼吸，为睡眠放松做准备。第一次用呼吸释放紧张，第二次缓解情绪，第三次只是为了愉悦身心。

- 现在，用 30 秒进行 3 次让你平静下来的呼吸。

（练习 30 秒）

睡眠放松练习由两部分组成。第一部分帮助你放松紧张的肌肉；第二部分放松你的焦躁心情。

- 在第一部分中，你要依次拉紧和放松身体的各个部位，从你的脚部开始，慢慢地向上移动到头部和脸部。你做过静力锻炼（isometrics）吗？跟这个很像。现在让我们来试一试。绷紧你的脚趾和两只脚掌 10 秒，慢慢数到 10——不要太过用力，以免伤到自己；你只需要绷紧到能感觉到肌肉就行；你可能会感到肌肉越来越疲倦和乏力；尽量保持绷紧——你现在应该快数到 10 了。当你数到 10 时，立刻让脚趾和脚底完全放松。感觉一下没有张力时是多么轻松和不一样。

（练习 10 秒）

- 在接下来的 10 秒，请专注于脚部放松后的感受。如果你愿意，甚至可以对自己说一些话，诸如"我脚上的所有紧张都消失了，我的压力溜走了、消除了，我太享受这种深度放松与平和的感觉了"。

（练习 10 秒）

- 和所有正念练习一样，如果你开始走神，请慢慢地把注意力带回正在绷紧肌肉的身体部分，然后迅速放松。尽管你可以坐着做练习，但还是建议躺下做。现在，收紧两个脚踝，数到 10，感受到脚踝处所有的肌肉和肌腱变得僵硬和紧张。当你做这个肌肉拉紧的练习时，放松其他所有肌肉群，如腿部和手臂。

（练习 10 秒）

- 当数到 10 时，放松。体会你的脚踝怎样变得柔软，紧张和压力是怎样消失的。从现在开始，接下来的 10 秒里，注意放松后你的脚踝组织是如何没有任何紧绷的。

(练习10秒)

- 非常好。现在，你要练习向上移动到小腿。收紧这些肌肉，数到10。你可能会感到肌肉越来越疲乏，但请仍然尽力收紧它们。

(练习10秒)

- 现在，放松这些肌肉。让它们没有任何紧绷感，让小腿彻底地放松和释放张力。注意接下来的10秒。

(练习10秒)

- 好的，现在你要绷紧你的腿部肌肉，包括你的大腿和膝盖。开始数到10，同时感受所有的肌肉，甚至包括那些你之前不知道的肌肉。当它们绷紧时，你可能会感觉越来越疲乏，但仍然要尽力收紧它们。直到你数到10，然后放松。彻底地放松，完全从紧张中释放出来。这两条在白天辛苦支撑你的腿，现在处在平和的状态，它们解除了辛劳的工作，并获得了休息的许可，这种放松感深入膝盖和腿部肌肉。多花几秒钟来享受这种放松的感觉。

(练习10秒)

- 接下来，再向上移动，绷紧臀部和骨盆区域，数到10。尽你所能收紧这一部位，不必太过用力。体会一下收紧的程度，数数有多少肌肉参与，甚至包括骨架的紧绷。看看你能否感觉到所有这些。现在，数到10时，完全放松。在接下来的10秒里，密切地关注你身体的这些部位不再有压力的感觉。当你的肌肉放松时，感受紧绷是怎样流出体外的，直到你的这部分身体处在平和与宁适的状态中。让自己享受这种没有紧绷的感觉。

(练习10秒)

- 现在，用10秒，绷紧你的腹部和后背下半部的肌肉。收紧这整块部位，甚至收紧腹部两侧的肌肉。注意一下这样做是怎样令你的呼吸变得困难的。多保持几秒。

(练习10秒)

- 现在，完全放松收紧的肌肉。自由呼吸是多么美好，让你背部下半部的肌肉甚至你的脊椎放松。让自己享受你的身体处在松弛状态的几秒。

(练习 10 秒)

- 继续向身体的上部移动,收紧你的胸部和后背上半部的肌肉,数到 10。把它们收得紧紧的,感觉它们是如何收缩的。当你这样做时,继续做腹式呼吸。感受你的肋骨和背部的紧张度,肩胛骨是怎样收紧的。再继续坚持 5 秒。

(练习 10 秒)

- 现在,放松。感受一下紧张消失的速度。感受你的身体从脚趾到胸部当下的轻松和平静。多享受这种感觉几秒。

(练习 10 秒)

- 现在,用力收紧你的拳头 10 秒。感受一下紧绷感怎样延伸到你的手指和手腕。就像日常中握紧拳头、极其紧张的样子。你觉得熟悉吗?坚持,直到你数到 10。

(练习 10 秒)

- 在接下来的 10 秒里,放松。让你的手指、指关节、腕关节都放松并打开。你可以感觉到血液的回流吗?请体验,不必每天生活在紧张感中是多么美好的事。体会一下每根手指消失的紧绷感,想象一下从茶壶里冒出的蒸汽。想象紧绷消失,就像是从每个指尖冒出的一缕蒸汽一样……直到没有留下任何紧绷。

- 再继续向上移动到手臂。收紧你的肱二头肌和肘部,感觉所有的肌肉都变得更鼓、更紧。当你这样做时,你的双手继续保持完全放松。继续收紧手臂,感受你的肱二头肌和肘部的紧张和疲劳。持续几秒。

(练习 10 秒)

- 现在,让你的双臂垂在你的身边,体会一下能量消散后的差异。花几秒时间体会手臂的松弛感和灵活性。

(练习 10 秒)

- 慢慢伸直你的双臂,收紧手臂的肱三头肌 10 秒,肱三头肌位于肱二头肌对应的手臂背面。再一次，感觉肌肉被拉紧并变得僵硬，而后感到疲劳，继续拉伸你的手臂肌肉几秒。

（练习10秒）

- 当你放松时，垂下你的手臂，感受上臂后部肌肉紧张消除的喜悦。没有必要一直绷紧，你的肌肉需要放松。

（练习10秒）

- 接下来，收紧你的脖子和肩膀，不必用蛮力。感受它们是如何被绷紧的。坚持绷紧，直到你数到10。

（练习10秒）

- 立刻放松，让你的颈部肌肉和肩部肌肉的紧张感消失，感觉平和。进一步放松，把你的脖子和肩膀沉到地板上或床上，或任何你可以躺下的地方。

- 现在，放松你的整个身体，除了头部。现在，你要收紧面部10秒。当你这样做的时候，想象把你的脸握成一个"拳头"——收紧的眼睛，挤压你的脸颊，同时，尽量张大你的嘴，但收紧你的嘴唇，甚至感受到耳朵与头皮在收紧和向后拉。你以前不知道自己的脸部有这么多肌肉，但现在知道了，而且感觉到紧绷和疲劳。这很好。

（练习10秒）

- 放松，想象你的整张脸变得舒展……放松你的眼皮、眉毛、嘴和下巴。你脸上的所有皮肤感觉到完全的轻松以及深深的宁静感，就像刚做了一次轻柔的按摩。你的耳朵和颅骨没有任何紧绷感。头和脸的所有紧绷也消失了。现在全身放松，休息。

- 花一些时间享受这种感觉。不需要再继续紧张，因为这是你的休息时间，你可以在任何时间里放松自己。而且，如果你想的话，还可以改变肌肉的放松方式，分别收紧和放松脸部的各个部位，而不是一次收紧和放松整个脸部。你可以随意改变规则，直到找到最适合你的方式。

- 完成这个肌肉放松练习后，你可以接着做一个心理放松练习。我建议使用一些舒缓的词（如"平静""平和""放松"或"爱"）来放松自己。每吸入一口气或呼出一口气时，在心里重复这个词。

这样做可以帮你挡住其他奔腾的想法、焦虑的想法或者可能的担忧，帮助你安然入睡。你仍然可以使用前面建议的词，也可以试试"睡眠"这个词，或是"休息"，甚至是"宁静的睡眠"。如果你的心在游离，设置一个意向，开始和结束每一次呼吸，只需要专注于你的呼吸。

我希望这种睡眠的放松练习对你是有用的。坚持下去，甚至在你走进卧室前，就为一个舒适的睡眠设置一个意向。你可以随意改变正念睡眠的细节，直到找到令你最舒适的组合方式。

为日常生活添加更多的正念

在日常生活中，我们从事的很多活动都提供了练习正念的机会。我们每天付出的努力越多，正念就会越多地成为我们的第二天性。

杜克大学正念减压项目的创建人、主任杰弗里·布兰特利博士（Jefferey Brantley）对建立日常正念提出了3点建议：

- 每天至少一次，用正念的方式吃一顿饭——即使只是用心地吃几口饭或一个小点心，你都在试图把正念变成一个日常的习惯性行为；

- 选择至少一个日常活动来练习正念，可以是任何事情——洗澡、遛狗或是洗碗，不管你选择什么，都要做得足够慢、足够用心，慢到（或用心到）你可以知道所有的想法、感受和感觉；

- 更加关注你的日常生活情况——当你旅行、工作、做园艺、与陌生人交流，或者只是观察每天的日落时，要用心了解周围发生的事情的细节。

如果我们真的用心，大多数人会发现，我们拥有比想象中多得多的时间。比如，当你排队等待的时候，你会做什么？你会回忆过去还是幻想未来？你沉浸在忧虑中吗？为什么不开始关注那些跟你一起排队的人呢？注意他们是什么类型的人、他们的每一个细节，并用正念的善意关注他们。要关注周围那些从来没有留意过的东西。

哈佛大学医学院心理学教授罗纳德·西格尔（Ronald D. Siegel）著有一本书《正念的解决方案》（*The Mindfulness Solution*），内容是关于日常正念练习的。书中提出，当身体的日常焦虑感发展到显著的地步，并且有潜在的不可遏制之势时，可使用正念技巧作为应急措施。

如果你感到特别躁动或不安，他建议采用正念行走，因为运动会减轻肌肉紧张。正念行走比静坐冥想更偏向一种外在的而非内在的专注。他发现另一种练习也很管用，那就是当你感到焦虑、不安时，只需要留意大自然，这是一种比正念行走更加外在的练习。

比方说，走进树林中。从树的顶端开始，注意你看到的树枝和树叶的每一个细节，你的目光慢慢地向下移动到树干与地面接壤处，观察大自然恩赐给人类的一切美好。然后，让注意力转移到一棵树，再到另一棵，直到内心的焦虑和紧张感消退。

日常正念感恩的重要研究

《感恩倾向：概念和实证要览》（*The Grateful Disposition: A Conceptual and Empirical Topography*）一书中，作者做了4项研究，主要研究感恩倾向的相关性。第一项研究发现，自我报告的感恩倾向和他人评价的感恩倾向与这些因素呈正相关：积极的情绪、幸福、亲社会的行为和特质，以及信仰与灵性；第二项研究验证了这些发现；第三项研究取得了类似的结果，并提供了证据，显示感恩与嫉妒和物质主义态度呈负相关；第四项研究提供的证据表明，上述关联仍然存在。

巴特利特（Bartlett）和德斯迪诺（DeSteno）在 3 项研究中，对感恩之情塑造亲社会行为的能力进行了验证，研究采用了人际情感诱导和援助请求。第一项研究表明，感恩会促进捐助行为，即使这样的捐助是昂贵的；第二项研究验证了第一项研究的结果，作为一种偶然情绪（incidental emotion），感恩能力可以增加个体向陌生人提供的援助；第三项研究发现，如果一个人意识到情绪状态的真实原因，偶然情绪的影响就会消散。

卡什丹（Kashdan）、沃斯瓦特（Uswatte）和朱利安（Julian）在另一本书中写道："我们研究了感恩倾向是否能预测那些退伍军人和创伤后应激障碍者每天的快乐和幸福水平，还研究了日常的感恩与日常的幸福感之间的关联……在两组参与者（障碍者和非障碍者）中，日常感恩是唯一与日常幸福的每个维度都相关的因素。"

参考文献

Adam, E. K., Hawkley, L. C., Kudielka, B. M., & Cacioppo, J. T. (2006). Day-to-day dynamics of experience – cortisol associations in a population-based sample of older adults. *Proceedings of the National Academy of Sciences of the United States of America, 103*(45), 17058-17063.

Brantley, J. (2003). *Calming your anxious mind*. Oakland, CA: New Harbinger.

Emmons, R., & McCullough, M. (2003). Counting blessings versus burdens: An experimental investigation of gratitude. *Journal of Personality and Social Psychology, 84*(2), 377-389.

Lyubomirsky, S. (2008). *The how of happiness*. New York: Penguin.

Pruessner, J. C., Hellhammer, D. H., & Kirschbaum, C. (1999). Burnout, perceived stress, and cortisol responses to awakening. *Psychosomatic Medicine, 61*(2), 197-204.

Siegel, R.D. (2010). *The mindfulness solution*. New York: Guilford.

Thoreau, H. D. (2000). *Walden and other writings*. Boston: Adamant Media.

POSITIVELY MINDFUL

第 4 周

___

职场中的正念

主编导读

请你猜一猜，如果以一个月为时间单位展开调查，有多少人会因为工作压力过大而生病请假？有多少人会因此出现心理症状？有多少人真正热爱自己的工作并积极投入其中？又有多少人不投入工作甚至故意怠工？本周会呈现这些数据，其中有些数据可能会令你吃惊。

第4周和第5周分别介绍了在特定场合下的正念，本周介绍了正念在工作场所的应用。作者首先从5个方面分别介绍了为何正念有助于职场，然后谈到了工作中的一些正念过渡点。"过渡点"这个角度非常好，就是把一天的工作划分为一些关键的节点，这样我们就可以在这些节点停下来，提醒自己保持正念，而不要陷入迷迷糊糊、没有觉知的状态，或者出现焦躁、强迫性的反应性行为。

正念在职场中的应用可以大致分为两种，一种是对个人进行正念训练，并将其作为减压、提高注意力和效率的手段，提升个人对工作的投入和业绩；另一种则是组织对员工进行正念培训，建立一种正念的职场文化，提高整个组织的业绩和幸福感。美国安泰保险公司的首席执行官马克·贝托里尼（Mark Bertolini）对正念的应用兼顾了二者。在经历了几次人生挫折后，他开始相信正念并将其作为个人心理恢复的一种替代疗法。他为整个工作团队引入了正念训练，并因此扭转了公司的局面。

在个人的职业发展方面，我们很多人从小就被教导要有事业心、志存高远、面向未来，因此有人担心，如果让人们"活在当下"，他们就会变得佛系、失去动力、无法成功。不过，对正念的研究发现，焦虑实际上会导致更多的错误、更少的同理心、更糟糕的人际关系和更低的效率，而正念可以提高能力和绩效。这是因为正念并不会消除进取心，反而会让我们更加专注，并且更能作出明智的反应。

从组织机构的角度看，正念训练目前在商业领域越来越受欢迎，很多大公司已经将正念融入公司文化中，仅以几个大家比较熟悉的公司为例：谷歌、苹果、英特尔、宝洁、高盛、富达投资、耐克、阿斯利康、梅奥诊所等都为其员工提供了正念训练、冥想休息和其他身心调节资源，以改善员工的身心状态和工作场所的运作方式。研究发现，正念可以提升员工的幸福感，降低挫败感，减少缺勤和倦怠，并改善整体工作环境和业绩。

这里特别提一下谷歌。众所周知，谷歌是世界上最具创新力的公司之一，但许多人或许不知道的是，谷歌也站在积极心理学运动的前沿！谷歌为积极心理学的应用投入了大量资金，为员工开设积极心理学培训课，还努力为员工提供在压力下获得宁静的方法，包括冥想课程以及办公楼中的按摩疗法。效果是显而易见的：正念意识更强的员工更有生产力和创造力，进而成功地提升了企业的工作效率和创造力。

除企业和政府机构外，一些特殊的组织也在运用正念。除军队通过积极心理学培训开展正念训练外，美国很多监狱和戒毒机构也在应用正念。研究发现，正念可以减少愤怒、情绪障碍和物质使用，减少囚犯或戒毒者之间的敌意，并提高他们的放松能力、自我调节能力、自尊心和乐观水平。

建议读者朋友们可以在自己的工作场所中使用正念。无论是企业、政府机构、学校、社区，还是军队、监狱、戒毒机构等，我相信你都能进行有益的尝试并取得积极的成果。本书可以为你在职场运用正念提供知识和方法，这6周的课程可成为一本非常好的培训教材或训练手册。

第4周
职场中的正念

对大多数人而言，有的人很喜欢自己的工作，有的人只是勉强接受自己的工作，有的人则讨厌自己的工作。当我们从事喜欢的工作时，我们会感觉沉浸在福流中，这种积极的体验越多，我们对自己和生活的感觉就越好，也越幸福。但是，即使达到了这种理想的状态，我们仍然会面临某种程度的压力。对于那些无法享受工作、将工作视为挑战或噩梦的人，压力会是一个更严重的问题，它会带来精神上的痛苦、身体健康和人际关系方面的问题。

压力影响职场幸福感，而这种幸福感的拥有或缺乏都会影响企业的业绩。这是过去十几年来经济学家和心理学家们的洞察，他们发现，员工的情绪对公司的影响远远超过了大多数公司高管们愿意承认的程度。

2007年，美国心理学会开展的一项针对1 848人的调查发现，大约有2/3的受访员工承认工作对他们的日常压力水平有很大的影响；1/4的受访者曾因工作压力过重而请病假；有77%的人在过去的一个月里因工作压力出现了身体症状，包括疲劳、头痛、胃部不适、肌肉紧张、磨牙、食欲不振、失眠多梦以及性欲的改变；73%的受访者因工作压力而产生了心理症状，如烦躁不安、愤怒、悲伤和流泪；43%的人或是吃一些不健康的食物，或是因工作压力而暴饮暴食。

快乐或不快乐是如何影响工作表现的？《盖洛普管理杂志》(The Gallup Management Journal)和盖洛普机构开展了一项发人深省的调查，他们调查了1 000个成年职场人，看看快乐和幸福感是如何影响他们的工作绩效的。他们确定了3种类型的员工：

第一类员工：

27%的受访者充满热情地投入他们的工作，感觉工作和公司与他们密切相关；

第二类员工：

59%的受访者对工作不太投入，并在工作中"发呆"，每天的工作像梦游一样；

第三类员工：

14%的人主动怠工，常常通过降低生产力表达不满。

"工作中的消极情绪似乎也影响到了人们对家庭生活的积极投入，"盖洛普研究员评论道，"这项调查询问受访者，在过去一个月里他们是否有3天以上因工作压力导致与朋友或家人的关系不良。有超过一半（54%）的主动怠工者和31%对工作不太投入者回答'是'，而工作很投入的员工中，只有17%回答'是'。这些结果与以往的调查结果相似。"

如果用盖洛普的调查结果推断美国的整体劳动力，就意味着这个国家大约有1 920万职场人对他们的工作是主动怠工的。根据盖洛普组织的估算，美国每年因此而付出的经济代价和造成的生产力损失，可能至少达 3 000 亿美元。

盖洛普的研究人员说，相比之下，"快乐和敬业的员工更可能与他们的老板保持积极的工作关系，能更好地应对新的挑战和变化，感觉更受雇主的重视，更能有效地处理压力，并且更加满意自己的生活。"

"即使在最糟的工作条件下，将正念融入工作态度都可以改善我们的工作体验。"心理治疗师理查德·奥康纳坚持这一点。他声称："如同这个世界有令人讨厌的人一样，不良的工作环境也一定存在。"他注意到，最快乐的员工对本职工作引以为豪，无论工作平凡与否。但是，大多数的工作过于常规化、结构化和规范化，导致我们的心理和神经系统会因长期的压力而受到损害。

心不在焉的行为在任何工作环境中都会加剧压力、疲劳和倦怠。在有些工作环境中，例如医院和急诊室，一个无心的小错误可能危及人的生命，如果在重型机械或电锯的操作过程中出现不专心行为，只需一次分心就可能导致事故和严重伤害。难怪在这样的工作场所经常张贴大型的标语：注意！

作为压力和倦怠的解药，奥康纳建议："只要有可能，员工必须主动地把正念的原则运用到工作中，比如，不时地拉伸小憩，午餐时间的步行，喝茶代替咖啡因，每小时阅读一页休闲的书，布置工位，携带亲人的照片，放置盆栽植物……"

4.1 练习：职场压力的思考

花一点时间来思考和回答下列问题。

- 如何评价自己正在从事的工作给你带来的满意度和幸福水平？

- 你工作压力的最大来源是什么？它是如何影响你的工作满意度和绩效的？它对你的健康产生了哪些影响？

- 正念会对上述情况产生哪些影响？

正念职场的 5 个角度

在心理学和企业管理等领域的研究已经发现，正念练习可以从 5 个方面在职场发挥积极的作用：

- 正念有助于建立秩序；

- 正念可以提高创造力；

- 正念可以拓宽外部关注；

- 正念可以减少消极情绪和压力；

- 正念可以解决交流与沟通问题。

每个方面都为如何将正念融入职场提供了一个充满希望的新视角。

正念建立秩序

迈克尔·卡罗尔（Michael Carroll）是一名在美国企业界工作了逾 20 年的资深职业人，他描述了工作场合的许多混乱状态："尽管我们付出了所有的努力，但工作依然不会按预先的计划进行。财务报告和报表可以维持秩序，流程表和日程表似乎是可靠的，我们的计算机系统和管理能力可以提供某种可预测性，但是，我们最后完成的工作从来就不是最初计划想要做的工作。工作，就其本质而言，是不可预测的、凌乱的、混乱的、令人惊奇的。"

积极的正念

　　因为我们永远不可能与我们的职业生涯保持一段"完全干净、整洁"的关系，卡罗尔建议我们建立正念的接纳态度：工作由于其自然特性，就是会变得杂乱（这就是生活），我们应该放松，不要试图控制太多，对生活给我们带来的惊喜保持好奇心。正念练习可以提供一个概括的、中立的视角，让我们用接纳和幽默的心态看待杂乱。这让我们有机会把工作当成我们精神生活核心的一部分。

　　具有讽刺意味的是，当我们放下微观的管理和持续的控制时，惊人的事情往往会发生——秩序从看似混乱的局面中出现了。我们专注地参与任务时，内心会建立起秩序。随着越来越多的同事专注于工作和有序的协作，紊乱的场面和感受不见了。

"正念融入职场，是一个充满希望的新视角。"

4.2 练习：对无法控制之事的思考

花一点时间来思考，然后回答以下问题。

- 写下你在工作场所不能控制的一切事情。可能是一个项目的最后期限、老板的情绪、没有效率的同事、审查程序、流逝的时间等。

- 如果在工作场所接受一定程度的混乱或失控的状态，会发生什么？这样做会有什么收获？

- 如何把秩序带到可以控制的事情上，比如你自己的办公室、办公桌或工作隔间？

正念提高创造力

哈佛大学心理学家艾伦·兰格认为，实际上，正念的所有优势都可以应用在职场上。根据兰格的观点，带有正念的主管和员工能够发现工作问题的早期征兆，"在这些问题变得严重、危险，甚至要付出惨重代价之前。无论是核电站的一个小小的表盘变动，还是哈佛商学院西奥多·莱维特（Theodore Levitt）称之为'落伍之影'（shadow of obsolescence）的第一个提示，对于怀有正念的人来说，这些变化的早期迹象既是警告，也是机会。"

创造力会被固定型思维模式所抑制，这种固定的思维模式也会导致冲突、疲劳的和倦怠。**限制性信念**（a belief in limits）是扼杀创造力的另一种形式，会导致从众心理，扼杀创新力、灵活性和生产力。固有信念难以找到新的方式来处理所有的事情。一个著名的长期持有固有信念的例子是"一个人不可能在4分钟内跑完1英里（约1.6千米）"。这曾经是一种被人们广泛接受的信念，直到罗杰·班尼斯特（Roger Bannister）打破了这一说法。

语境（context）是影响创造力的另一个重要因素。例如，换一个语境看待我们工作，可以完全改变我们的感受和行为。如果强调工作不只是对员工自己或公司有价值，对整个社会也有价值，那么这可以促进员工在企业内部流动的能力；如果需要的话，员工甚至可以在内部转行。改变对待工作的语境角度，你就会走出备感无聊的状态，从而兴奋、有创意并且充满激情地做好每天的工作。

企业家会发现，正念练习对锻炼沟通技巧和创新意识特别有用。把正念的特质（"冥想"和"放手"）应用到解决问题中，而不是强求一个答案，这会转变让你面临挑战的语境——总是把看到的问题转变为一个机会，抱有一种热情和积极的心态，而不是制造压力。正念的客观观察能辨识新的发展方向、相互关系和协同效应，这些正是刻板的和条件反射式的心态所忽视的。

兰格教授和她的同事们提出了下面的口号，应该成为每一位企业家和经理人办公桌上的座右铭：

"正念，是将昨天的业务解决方案应用到今天的问题中。"

"正念，是协调今天的需求，避免明天的困难。"

"正念的所有优势都可以应用在职场上。"

4.3 练习:"正念的伞"技术

花一点时间来思考以下问题。

这是一个简单而有趣的寻找新答案的方式。

在一张纸或白板上,画一个伞的形状。在弧形的伞下面,写下所有浮现在你脑海中与主题相关的观点或想要探讨的想法。让你的思绪飘荡起来,不要进行任何审查,接受每一个出现的想法,并把它放在你的伞下。不要评判它。通过这种方式来避免自我设限、思维定式和消极语境的盲目习惯。要允许自己拥有那些有创意的、自由的,甚至是傻乎乎的想法。通过这种方式,你可以激发大脑右半球创造性的顿悟。你可以自己单独完成具有创造性的正念练习,也可以在小组中完成。试一试这些浮现的想法,看看哪些符合你的情况。

第 4 周
职场中的正念

正念拓宽外部关注

如何把管理者和员工的注意力集中在组织中，已成为商学院正在兴起的研究领域，正念对个体完成工作任务的影响是一个关键的研究要素。将正念应用于动态的工作情境中（其中决策会迅速产生并相互作用），反映的是"外部关注的广度"。

内观觉知训练人的选择性注意，也可以用来扩展觉知。莱斯大学工商管理研究生院的教授埃里克·戴恩（Erik Dane）研究了法庭律师维持广泛外部关注的益处。戴恩在《管理杂志》（*Journal of Management*）中写道："由于审判的动态特征，律师的当务之急是从法庭环境中获得尽可能多的信息，从而作出有效的决策。正念发挥了关键作用，因为它让律师关注到广泛的现场，包括法官、陪审团成员和对方律师的反应——关键的信息输入有助于律师随时随地利用现场信息作出决策，并制订其他有说服力的战术。"

在公司，正念获得的广泛的外部关注有助于管理者及时、灵活地应对意想不到的挑战，并实时作出相应的决定，即"救火"和危机应对。商业上的成功应急处理取决于你对正在发生的事情是否足够细心周到和足够警觉。

4.4 练习：关于扩大关注的思考

花一点时间来思考下列问题。

- 在过去，你有在危机中扩大自己注意力的需要吗？你是如何保持镇定和冷静的？

- 正念练习帮助你以选择性的、有益的方式扩大觉知，却不至于使你产生条件反射式或充满困惑的应对方式，它是如何做到的？

正念减少消极情绪和压力

一篇发表在《学术和商业道德杂志》(*Journal of Academic and Business Ethics*)上的关于工作环境与正念的文章认为,如果员工和经理使用正念,一个好处是:"可以中止他们的自我挫败感和不合理的想法,他们可以更加专注于自己的工作职责。他们将能更好地应对和处理信息的轰炸,用更现实和健康的方式接受改变,以收获他们工作与个人生活的更大成就感。"

另一个好处是:"压力的减轻会增加员工的满意度,提高他们的工作积极性和效率。"这篇文章的作者发现,要使正念成功地提高整体生产力,有3个关键的信念:

- 接受"生活是不公平的"这一事实;

- 学习应对任何情况下的现实;

- 知道一个人有选择自己的态度并改变它的能力。

这3个关键信念都指出,"知道是什么"(what is)的生活比"不知道会怎样"(what if)的生活更轻松。通常,如果能看到和明白真实的情况,个体源于工作的压力和消极情绪会显著地减少,甚至完全消除。如果一个员工或经理对他从事的工作感觉良好,有参与公司的使命感,会体验更少的压力,目标感也不容易被消极的想法破坏。

积极的正念

　　工作中还有另一个压力维度,包括强迫行为。工作和事业中的强迫行为可以分为两种形式:有些人有工作强迫症,他们需要正念练习以更好地平衡心态、优先事项和生活;另一些人则刻意避免富有成效的工作,要么彻底怠工,要么做一些远远低于他们实际能力的、没有挑战性的工作,他们通常害怕失败。对这些人,正念可以提供一个机会,让他们认识到,懒怠是逃避低自我价值感的一种防御机制。

"'知道是什么'的生活比'不知道会怎样'的生活更轻松。"

4.5 练习：克服压力的思考

花一点时间来思考下列问题。

- 面临工作困难时你通常用哪种方式来改变态度？

- 你是怎样设置工作中的正念边界，更好地平衡你的生活的？（例如，在无法完成工作时拒绝做额外的项目，或是把工作带回家，为了工作而减少你的家庭生活等。）

正念解决交流与沟通问题

领导力顾问约翰·巴尔多尼（John Baldoni）在他的书《向上管理的艺术》(*Lead Your Boss: The Subtle Art of Managing Up*) 中写道："一个机构必须坐满了那些既能为自己考虑，同时也能积极主动并让好事发生的人。这样，每一级管理层既能在战略上参与，也能在战术上执行。"建立这样一个从中层管理到高层管理的开放的交流过程，要求一个组织具备开放和信任的特质，企业面临的挑战是如何创造有利于这些特质形成的氛围。

冲突管理的研究已经证明，沟通功能的失调会导致"指责的盲目循环"。在这些循环中，每一方都只专注于对方的缺点，听不到对方的声音，并忽略自己对问题的责任。根据《社会问题》(*Journal of Social Issues*) 2000 年的研究，"管理胜任冲突的策略是增加针对冲突行为的正念"。

除了有助于预防误解和化解矛盾，**正念聆听** (mindful listening) 在商业环境中还可以促进招聘和更长时间地留住员工。正念聆听的有效性发生在 3 个关键领域：

- 求职面试：对于公司的面试官和求职者来说，用心倾听是一个建立并取得优势的重要特征；

- 新员工的期待：正念培训可以防止员工有不切实际的期待，那些过高的期待最终会导致他们对工作的不满和消极的情绪；

- 绩效反馈：来自主管和员工的正念反馈行为有助于鼓励双方更深入地思考绩效不佳的成因以及如何改善情况。

艾伦·兰格和米赫内亚·摩尔多韦亚努（Mihnea Moldoveanu）曾提出："正念沟通，在相当大程度上就是正念倾听——倾听就是要不受预前存在的类别所限制，预前存在的类别会把人的注意力局限在预先设定的一系列他人的特征上。"他们提倡在大型机构开设正念项目："甚至当我们忙于对一个人行为的既定解释作出回应时，我们仍然要保持开放的态度。正念可以给人提供这种认知能力。"

职场正念训练还有很多作用，它可以减少工作场所的误会，可以缓解压力，可以改善负面情绪和提高生产力；通过减压、协调和正念训练，管理者和员工之间的关系可以得到改善；这同样适用于不同文化背景的员工之间的人际关系改善。

"正念可以给人提供保持开放态度的认知能力。"

4.6 练习：处理沟通问题的思考

花一点时间来思考下列重要问题。

- 在职场沟通方面，你面临的挑战是什么？

- 正念练习如何帮助你在职场"引导"其他人，以减少误解？

工作中的正念过渡点

如何识别工作中的过渡点呢？了解这一问题的答案，可以帮助你把正念融入一天的生活中。这些正念时刻不需要你付出任何额外的时间和精力，但它们可能会减轻压力，让每一天更加充实和令人难忘。

去上班时

在上班的路上，人们会变得非常焦虑，这并不罕见。有些人在上班的车里就开始感到恐慌！幸运的是，正念让人活在当下，而不是到达工作地点之前便在头脑里忙工作。如果你在开车，注意你放在方向盘上的双手和坐在座位上的身体，也可以考虑听听令人振奋的音乐。

无论是开车、步行、骑自行车还是乘坐公交车或地铁去上班，请使用正念，它让你专注于当下。请留心你周围令人愉悦的事情，你也可以用好奇的心态，尝试不同的上班路线。

开始工作时

你可以养成一个小小的、能够轻松开始工作的例行习惯，比如享受一杯热茶或咖啡（注意不要摄入太多的咖啡因）。你也要意识到，跟人打招呼的不同方式可以与人建立不同的关系。此外，你可以设置一个意向，比如希望今天完成哪些工作，或你的工作如何让他人和你自己受益。

休息时间

这是一个可以做充电类事情的奇妙过渡点。你甚至可以做一次短暂的户外散步，去看看树、天空或青草，都可以舒缓心情。你可以练习简化版的全身扫描或只是进行几次深呼吸。休息时间也可以是一个很好的写感恩日记的机会，这会帮助你带着平衡的、欣赏的心态回到你的工作中。

会议

任何时候，我们面临的不确定性都可以增加焦虑和压力感。如果会议是产生压力的来源，那么，你可以在去会议室的途中练习正念行走。你可以用正常速度进行正念行走，没有人会知道你正在练习活在当下，你可以用心感受迈开的每一步和每一次拐弯。

在会议期间，你可以练习协调能力和非评判的观察，并用真实和亲切的方式与他人分享你的想法。

午餐

很多人在吃午餐的同时做其他事情，比如用电脑工作、回复邮件。此时的食物除了是身体和精神的燃料外，似乎变得不太重要了。根据食品心理学家和研究员布莱恩·万辛克（Brian Wansink）的说法："我们吃得过量不是因为饥饿，而是因为家人和朋友、包装和盘子、名称和数字、标签和灯光、颜色和蜡烛、形状和气味、干扰和距离、橱柜和容器……

我们大多数人都对影响我们吃多少的因素一无所知。"

注意力分散是无法享受食物和吃得太多的主要原因。正念饮食的过程可以改变这一点，因为它会改变你与食物之间的关系。想一想，你如何给自己一些时间，以营养、健康的方式吃工作午餐？这是一个很好的在上班期间专注正念的时段。

下班时

你可以回顾一下，你在一天内取得的成就和人际关系建立的情况。例如，看看你是否能想起与另一个人共享快乐的时刻。让你回家的路途成为一段放下因工作累积的紧张感的时间。工作场所需要的技能——控制、效率、快捷、清洁等——并不总是能过渡到家庭环境中。你若期待或要求做到这点，就意味着仍被困在工作环境中，失去了过渡到一个新环境的灵活性。

"把正念融入一天的生活。"

4.7 练习：过渡点的思考

请思考以下几个问题。

- 哪一种工作过渡点对你来说是最有压力和很难管理的?

- 你如何把正念带入一个充满挑战性和压力的过渡点?

职场正念的重要研究

申斯特伦（Schenstrom）等人的《初级保健人员的正念认知态度培训》(Mindfulness-Based Cognitive Attitude Training for Primary Care Staff)是一项为健康护理人员新开发的试点研究，探讨基于正念的认知态度培训计划的可行性和结果。该项目是一种干预措施，用以减少压力对医护人员在个人和业务方面产生的负面影响，促进个人的福祉，改善医护人员与病人之间的关系。作为一个群体，学员在完成课程后，其所有评估量表都显示出显著的积极变化。这些积极变化在连续3个月的随访评估中依然存在。

发表在国际期刊《压力管理》(International Journal of Stress Management)上的瓦拉赫（Walach）等人的文章指出："正念减压是为应对高压职业环境中的压力而设计的。研究针对参与过与压力相关的正念减压训练的人（干预组）或准备参加此类训练的人（控制组）。在干预组中，应对压力的积极对策增加了，消极对策有所下降（干预组与控制组相比有着显著的差异）。82%的参与者报告达到了他们的个人目标。"

格罗斯曼（Grossman）等人在《正念减压和保健：一个元分析》(Mindfulness-Based Stress Reduction and Health Benefits: A Meta-Analysis)一文中提出："正念减压（MSBR）是一种结构化的团体项目，采用正念练习来减轻身体的、心理的和精神的疾病……该方法假定更大的觉知将提供更真实的感知，以减少负面的影响，并提高活力和应对能力。在过去的 20 年中，一些研究报告的结果似乎支持了其中许多不同的说法。我们对发表的和未发表的关于正念减压的研究进行了全面的评议和元分析……其中 20 份报告满足可接受的量化或相关性的标准……这些研究结果表明，正念减压可以帮助大部分的个体应对临床和非临床的问题。"

参考文献

American Psychological Association .(2007). *Stress in America*.

Baldoni, J. (2009). *Lead your boss: The subtle art of managing up*. New York: AMACOM.

Burgoon, J.K., Berger, C. R., & Waldron, V. R. (2000). Mindfulness and interpersonal communication. *Journal or Social Issues*, 56(1), 105-127.

Carroll, M. (2004). *Awake at work: 35 practical buddhist principles for discovering clarity and balance in the midst of work's chaos*. Boston: Shambhala.

Dane, E. (2010). Paying attention to mindfulness and its effects on task performance in the workplace. *Journal of Management*, 4, 997-1018.

Fries, M. (2008). Mindfulness based stress reduction for the changing work environment. *Journal of Academic and Business Ethics*, 15(1), 1131-1141.

Krueger, J, & Killham, E. (2005). At work, feeling good matters. *Gallup Management Journal*.

Langer E.J. (1989). *Mindfulness*. New York: Da Capo Press.

Langer, E.J. & Moldoveanu, M. (2000). Mindfulness research and the future. *Journal or Social Issues*, 56(1), 129-139.

O'Connor, R. (2005). *Undoing perpetual stress*. New York: Berkley.

Wansink, B. (2007). *Mindless eating: Why we eat more than we think*. New York: Bantam.

POSITIVELY MINDFUL

第 5 周

家庭中的正念

主编导读

本周的主题是正念在家庭场景中的应用。

书中提到的一些观点可能会令你会心一笑。比如,"我们会在渴望简单和满足物欲之间摇摆"。不知道读者中有多少人有这样的情况:在追求成功和各种好东西的同时,也渴望简单、出世的生活,因而间歇性地断舍离,并羡慕那些在乡下过恬淡生活的人,但是一觉醒来,还是会自动化地冲到生活的战场上去拼杀。

本书作者理解我们生活的这个真实的世界。按照他的观点,我们在社会上、在职场中是可以进取、追求速度和刺激的,但一定要把家打造成一个可以慢下来的地方,让我们在外界奔跑、拼杀后,可以回到一个能休息、喘息,甚至舐舔伤口的地方。

你可能会说,让家成为放松的地方,这只是一种理想而已,实际上,我回到家里比在工作单位还累——上有老、下有小,有一堆的事情要管,有一大把的事情要操心,还有永远也做不完的家务……

我知道。不过,正是因为家庭有可能成为我们的另一个压力源,作者才建议我们一定要在家里创造一个"神圣空间",给自己留出一小方天地,让我们能暂时卸下劳累,跟自己的心灵安宁地相处。除了"神圣空间"这个正念练习的地点外,在时间上,作者建议将家庭生活的一些关键节点作为正念过渡点,在事情自然转换的时候,观察自己的生活,以正念来调节自己的状态。

我个人认为，对于性格内向的人，建立神圣空间和时间过渡点尤其重要。外向者减压的方法往往是与人相处，当他们在有一堆人的地方热闹地谈笑歌舞、酒酣耳热之际，压力也就被扔到了九霄云外；而性格内向者减压的方法则是独处，他们需要躲到一个无人打扰的地方，静静地跟自己独处，才能让能量一点一点地回到自己的身上。

本周还花了很大的篇幅说明，我们要善待自己和他人，包括要拥抱生活的变化，接纳亲人以及自己的老去；此外，还要对他人和世界怀有慈爱之心。这种带有慈爱之心的冥想也被称为"慈心禅"，散发善念的对象可以是自己、他人、动物甚至是物品。下一次，当你与家人或亲友有不同意见或发生不快时，请用慈心禅给他们希望和祝福。无论他们事实上是否真的发生了改变，至少你本人的心灵会释怀并感受到宁静。

本周另一个主题与老龄化有关。正念有益于老人的身心健康，包括大脑和身体的灵活性、注意力，以及治疗效果等。如今中国即将进入老龄化社会，老年人的比例正在不断增加，因此，无论是养老机构，还是有老人的家庭都应该学习这本书，带老人一起做正念冥想、正念呼吸、正念行走、正念睡眠、正念感恩等，让老人们更有生活质量地度过晚年。

本周还有一个主题是儿童。不知您家或者亲友邻居家是否有坐不住的孩子。对待这样的孩子，不要轻易给他们贴上"不守纪律""熊孩子"或者"多动症"的标签，更不要轻易地让孩子吃药。建议让孩子学习正念，同时再加上对生活方式的调节（包括多运动、按时睡眠、减少糖分的摄入等），孩子也会受益。请相信我，孩子们实际上是很喜欢做正念练习的！

正念正变得越来越普及，被称为自千禧年以来"教育转向沉思"的一部分。基于广泛的元分析，学者们发现，正念练习能够让学生们变得平静、放松、睡眠好，减少了焦虑和条件反射式行为，提升了他们的注意力、情绪调节能力、创造力和解决问题的能力。

如果孩子的学校目前还没有开展正念训练，建议你向学校推荐这本书、这门课，也可以自己在家里教孩子进行正念练习。

希望这本书能让你、你的配偶、你的父母、你的孩子、你们的整个家庭都因正念而受益！

第5周
家庭中的正念

"此心安处是吾乡",家也是每一天正念开始的地方。家是一个神圣的空间,是培养我们正念生活习惯的地方,也是正念行为习惯形成的第一场所。

清楚和简单的思想与行动是正念的核心。然而,这种方法与一些家庭习惯于将焦点放在物质而不是关系上的做法是不一致的。在美国可能尤其如此,从电视购物、网络购物到大型超市,商业社会提供一切可能的超规模的商品,以一切可能的方式刺激着购物者。

早在20世纪70年代,美国西北大学的两位心理学家菲利普·布里克曼(Philip Brickman)和唐纳德·坎贝尔(Donald Campbell)就发展了**享乐的跑步机(hedonic treadmill)理论**,以此解释许多购物者和食客的强迫性冲动。该概念建立的基础是——人们寻求新奇与愉悦的倾向和动机与生俱来。例如,人们能从采购中获得积极的感觉或奖赏——采购新的食品、衣服、电子产品、珠宝首饰等。无论最初获得多少乐趣,人们都需要越来越多地消费,才能获得同等程度的感受。我们就像奔跑在不停转动的跑步机上,一些我们以前没有关心过的东西,如果现在离开它们,我们似乎就不能生活了。

有一个很有启发性的关于内心冲突的比喻——许多美国人摇摆于渴

望简单和盲目囤积物品的冲动之间，如同阿米什模式与拉斯维加斯模式的对照——这是波兰心理治疗师、教师雷格·克罗斯比（Greg Crosby）在一门课程里提到的两个极端。

克罗斯比解释了我们与社会的两极性："拉斯维加斯模式代表了及时行乐、物欲、风险、刺激和个人主义；阿米什模式象征着简单、朴素、无私、社群、缓慢的变化和谦卑。"

任何去过拉斯维加斯的人都知道，这个城市代表了高能量：一周7天、一天24小时的即时满足和享乐。冲动在拉斯维加斯是受欢迎和被鼓励的，而社群、沉思以及共同的价值观念在那里并不重要。

相比之下，社群对阿米什人是至关重要的，享乐主义是不被允许的，改变是非常缓慢的。阿米什人放慢一切，用马车代替汽车，也没有电视或互联网之类的消遣方式，他们简化了生活，更用心地生活着。正如克罗斯比指出的，这就是我们游离其间的生活的两极。正念并不意味着忽视一极而接受另一极，正念恰恰是一个可以避免伤害的途径。事实上，在你的生活中可能需要更多拉斯维加斯模式的活力，只要方式得当、不受伤害就可以。真正的问题可能是：你怎么在现代生活的两极之间找到平衡？

大多数人没有考虑后果地接受了高科技，但我们可以借鉴和使用阿米什的慢节奏。家庭是我们可以放慢忙碌生活的地方、一个限制"拉斯维加斯模式"影响的地方。家是一个安全的避风港，正念应该出现在家庭中的每一天。

5.1 练习：两极的思考

请花一点时间来思考这些重要问题。

- 在拉斯维加斯模式和阿米什模式这两极之间，你的定位在哪里？哪些事情告诉你，你的两极可能会失去平衡？

- 你认为你的家庭生活更像简单的阿米什模式，你对工作、科技和物质的需求更像拉斯维加斯模式一样快速且过量吗？

创建神圣空间

为了享受有助于正念练习的家庭环境，我们要着手考虑某些仪式感和神圣空间。你可以根据自己的需要和规则来创建它们。仪式可以是复杂的，也可以是简单的；可以是短程的，也可以多花些时间。神圣空间可以是房间的一个角落，也可以是整个房间。

让我们从创建神圣空间开始，把它看成一个特殊的避难所。它是家里一处安静的地方，在那里，你可以做深入内心的正念练习。

谨慎选择你的神圣空间。尝试找一个噪声和周围光线都较少的地方，一个不错的建议是大储藏室的一个角落。如果没有这样的地方，你可以在房间里清理出一个角落，围起折叠屏风，制造一个有一定隐私的空间。这个空间只需要你能坐下就行，你可以坐在地板上或椅子上，舒适地布置一个摆放台。

在摆放台上放置一些物品，这些物品可以是孩子的照片，或是对你个性发展和价值观念产生过重要影响的人物图像，也可以是对你有特殊象征意义的纪念品，甚至可以是写下的誓言和意向。关键点是，这些物品能让你专心沉思，并且有助于你沉下心来进行正念练习。**要有助于你专注，而不是分散你的觉知。**

一旦神圣空间设置好了，让它成为你的私人空间。那里没有手机，没有电视，没有干扰。不要让孩子或宠物在这个空间里活动，这是一个只用来让你体验平和的空间，这也是它变得神圣的原因之一。通过这样的方式，每次进入这个特殊的空间时，你会更快和更深入地进入冥想的心境。就像床是睡觉的场所一样，你的神圣空间是留给正念练习的场所。

静默（silence）不一定要在家里，但你的神圣空间是开始静默的好地方。意会到静默就意会到内心的平和。这个意会有很多方式来表达。圣雄甘地曾经说过：

在静默的状态，

灵魂在更清晰的光明中找到了路径，

难以捉摸和迷惑的东西，

转变成水晶般明净。

伊丽莎白·库伯勒-罗斯（Elisabeth Kubler-Ross）是研究死亡和濒死体验的先驱，谈到静默时，她认为随处都可以找到地方。"没有必要去印度，"她说，"其他地方也可以找到安宁。比如你的房间内、花园里，甚至你的浴缸中，都能进行静默。"

静默是一种特殊的礼物，它被包装成许多样子。用你自己的方式把它引入你的生活，就像你自己是世上独一无二的存在一样。也许静默最重要的空间是大自然，让自己每天在大自然中花一些时间。当然，大自然并不总是寂静的，但它有可能让你的心安静下来，找到自己内心的平静，这只需要让你自己进入大自然的节奏。

下面是寻找静默的几个技巧：

- 有意识地避免电子噪声和外界的干扰；

- 减少那些让你无法欣赏和注意心中想法与意向的忙碌；

- 每天试着在没有任何形式电子设备的情况下度过一些时间——没有电脑、手机、电视和收音机；

- 与家人（孩子）一起练习某种形式的静默。

你知道电子噪声和多重任务会降低一个人的智商吗？2005年英国的一项研究发现，试图兼顾所有输入信息和刺激的参与者，智商损失高达10分，是因吸食大麻而造成智商损失的两倍以上。

请记住，我们选择把注意力集中在哪些方面，会对我们的大脑结构造成直接的影响和塑造。这种觉知有助于你决定在家里可以出现哪些物品。

5.2 练习：拥抱静默的思考

思考下面这些重要问题。

- 忙碌是如何填满你的生活的？要想把静默带进你的生活，即使是很短的时间，你面临的挑战是什么？

- 怎样体验大自然的平和？怎样在你的生活空间里增加与大自然的接触？

家中的正念过渡点

了解家里的过渡点，有助于你将寻常的时间转变成正念的时刻。这些机会是只要通过想象就可以做得到的。

醒来时

你怎样醒来，决定了你一天的节奏。有些人喜欢将身体扫描作为一种醒来后快速集中注意力的方式。如果你走出习惯性的生活模式，那么洗澡、刷牙、穿衣都可以成为你的正念练习。例如，用非惯用的手来做事，如刷牙。当你每刻都活在当下时，你可以有选择地阻止你的心飘向未来的想法和担忧。

去上班时

如果你要去上班或为了其他目的外出，你怎样和家人道别？这会为你的家庭关系赋予某种意义。你可以有意识地设定一个意向：你希望这一天有何成果。

下班回家时

自然的过渡点出现在你离开或返回家的时候。如果你的过渡点是下班回到家，那就试着在你回家的路上减轻压力和苦恼。有些人可能会听舒缓的音乐、做呼吸练习或听书。到家后，脱下你的工作服，穿上休闲而放松的居家服。也有些人的方式是利用热水的舒缓力量，洗一个热水澡或淋浴来消除负能量，甚至只是让水流过脸和手，都可以让自己平静和放松下来。

问候家人时

你回家时，如何问候你的伴侣和孩子？情绪状态是怎样的？看到他们你会很兴奋吗？你会立刻指出他们犯错的或未完成的事情吗（如家庭作业、家务等）？请有意识地努力为他们提供一种有意义的、充满爱的方式，比如花一些时间陪伴他们。

与宠物相伴时

如果你与一只猫或狗为伴，在早晨或傍晚的过渡点，你可以跟你的宠物玩耍或散步，享受户外活动。宠物经常会全神贯注地看着你，请以同样完整地、怜爱地关注来回应它们。

离开和返回时

家人那些进进出出、跑腿办事的时间也可以是过渡点。你可以为这些进进出出设立一个正念仪式。例如，每次跨过"门槛"时，你可以设置一个意向！当你或你的亲人外出时，你可以重复一些注意安全的话。当你或亲人回来时，说一句简短的祝福，诸如"感谢平安回来"之类的话。

进餐时

也许一种最有营养的过渡仪式就是你与家人或朋友共享的一餐。这

积极的正念

是一个有意义的、快乐的过渡点。在所有的传统文化中，进餐礼仪都是很重要的。例如，日本的茶道中，对所有用于制作和饮茶的器物——精致的竹拂、铁茶壶以及设计精美的茶杯——人们都是满怀感恩和感激之情地表达、欣赏。

你可以很容易地用正念的方法来用餐。你可以美化餐桌，当然插花是少不了的。也可以花点时间注意食物的颜色或香味。你还可以每周准备一顿特别的晚餐，让整个准备时间成为一个正念的仪式。

进食前，想一想生产这个食物所需的所有时间和能量——水、阳光、土壤养分以及种植、培育和制造它们的庞大人群。

但请记住，尽管你不必对你的饮食说一句正式的感谢，但有时候，简单地用感恩的态度就餐便足以使你的进食更有意义，同时创造机会把家庭成员联结在一起。

试着缓慢、有条理、专心地吃每一口食物，体会每一口的味道和质感、细细品味嘴里的食物。你可以每周或每月选择一顿饭，与你的家人慢慢地、完全不出声地用餐。当你创造出这样一个正念且安静的环境时，你可能会感到惊讶。用餐结束后，当允许交谈时，你可能会发现，谈话的主题和情感比平时更深入、更有意义。

睡眠时

漫长的一天后，用来补充能量的睡眠是你生活中最重要的过渡点之一。为这个过渡点做好准备的方法很多。你的身体自然想休息，这就要求你设定正念睡眠练习的条件：让自己在睡前放松 1 小时；保持你的睡眠空间是幽暗的、安静的；定点睡觉；设定与朋友和其他人用电话、短信、电子邮件进行交流的时间限制。

> "将寻常的时间变成正念的时刻。"

5.3 练习：过渡点的思考

请思考以下几个问题。

- 你生活中的哪些过渡点最有压力或很难管理？

- 受益于正念的、可以改善你人际关系的重要过渡点是什么？

- 在家里或在家庭关系中，你能想到的其他过渡点有哪些？

- 什么样的活动（如晨练）可以作为过渡点，帮助你找到生活的平衡？

拥抱变化与心怀仁慈

13世纪波斯诗人鲁米（Rumi）的一首诗《客房》(*The Guest House*)把人生比作一间客房，"访客"是永无止境的情绪变化——从快乐到悲伤。类似地，内观觉知告诉我们同样的情况，到访我们心灵家园的是永无止境的变化和无常。这不是消极悲观的观点，而是提醒我们要欣赏珍贵的每一天以及与我们共享生活的人们。我们的家庭生活为我们提供了认识这种变化必然性的环境。想一想我们的衰老过程，所有变化的每一条通告都发生在称之为"家"的地方。

"事情的结果不总是我们想象的那个样子，"哈佛大学教授罗纳德·西格尔说，"各种关系变化了，孩子们长大了。总有一天，房子会变得过小或过大，不再适合我们的需要，我们可能会吃惊地意识到，我们只是借住了这个房子一段时间，总要把它转手给别人。正念练习有助于我们从一开始就了解变化的必然性。拥抱现实可以让你更容易享受过程，感受自由，享受构成我们生活的每一个稍纵即逝的瞬间。当我们意识到变化的必然性时，我们与自己不断变化着的身体和头脑也就有了不同的关系。"

如果我们能够认识到衰老和随之而来的死亡的必然性，认识到孩子们的成长和父母的老去也是必然的，尽力接受发生在家里的变化，那么，我们就能很好地接受自己的生活轨迹，而不是试图去过我们永远不能控制的幻想生活。

以正念的方式对待年龄和老去，首先就要丢掉所有对老年人的负面标签和标记，这些会有损他们的自尊。在这方面，艾伦·兰格和朱迪思·罗丁（Judith Rodin）于1980年做了开创性研究，并发表了论文。她们的研究显示，对老年人的态度及行为的负面标签和描述（如"你太老了，不能胜任这项工作"），会强化对老年人的刻板印象。与一些自我实现的预言一样，当老年人接受了对老年人的偏见时，他们开始相信某些心理和生理的局限一定会出现，并会采取相应的行动。

兰格等人后续的研究发现，对这部分老人开展的正念觉知练习有助于他们打破陈规、拓宽认识；帮助老人了解哪些方面确实存在局限，哪些只是恐惧和条件反射。正念创建了一个内部环境，可以更好地筛选外部引起的消极反应，特别是由他人强加的判断和成见引起的反应。当练习者对死亡的必然性有了更加平衡的视角时，他们就能更好地理解衰老过程的真正含义，理解死亡并不是他们担心的那样。

也许最重要的是，对痛苦和损失的无常性和必然性的正念觉知，会直接导向我们的慈爱冥想。慈爱冥想，也被称为慈心禅，可以重塑我们的大脑为他人做事的意愿，我们能够通过正念和心灵的练习获得这种力量。慈心禅的出发点是，我们所有人都应该享有安全、健康、快乐和幸福。慈心禅通过确认所有生物都渴望安全、保障、理解和爱来平衡损失和恐惧。我们共享资源，呼吸同样的空气，因此，我们需要关心彼此的福祉与幸福。慈心禅是为了扑灭笼罩人类太久的不信任和恐惧。慈心禅认为，生存的唯一途径就是培养一种深层的、对我们的同类和大自然的关心和同情。

大脑研究显示，与修习了很多年的僧侣相比，练习慈心禅的新手的大脑有明显的不同。特别是关怀性的冥想会激活同步伽马波（synchronous gamma waves），而伽马波被认为是高级脑功能的标志。理查德·戴维森（Richard Davidson）教授开展了这一研究，他说："大多数僧侣的脑功能都有巨大的提升，这是从未在神经科学文献中报道过的。"

科普作家沙龙·贝格利（Sharon Begley）进一步解释道："左侧前额叶（产生快乐等积极情绪的部位）的活动淹没了右侧前额叶（产生消极情绪的位置）的活动，即出现了一些以前从未见过的纯粹的心理活动。面对苦难，僧侣的大脑出现了比一般人更为活跃的状态，负责计划活动的区域也是一样，僧侣们的大脑似乎渴望去帮助处于困境中的人们。"

5.4 练习：慈爱冥想

请阅读下面的介绍说明，然后从第一步开始做练习。

慈爱冥想可以让你的大脑和身体为信任和坦诚做好准备。这个古老的练习从为你自己送爱心开始。这不是自私或自我中心，也不是自恋。如果你曾经深爱过一个人（甚至是一只宠物），那么你就知道我所说的那种深切地希望另一个人安全和幸福的感受。所以，你要将这种爱延伸到自己身上。

无论是给予或接受，我们都必须意识到我们内在拥有的爱有着无限潜力，如此，在生活境况有要求的时候，我们便能滋养它和补充它。随后，你会将这种深沉的爱的愿望扩展并分享给他人。

慈爱有助于我们超越最小的和最危险的恐惧。想象一下，以慈爱的方式给自己一个巨大的、热情的拥抱，这样做会改善我们的心情和精神状态，从而把积极情绪投射到身边的每一个人身上。

第一步：从静默地坐着开始，闭上眼睛，专注于你的呼吸。

当你感觉注意力集中时，开始宽恕自己对别人可能已经造成的伤害。如果你对原谅现在的自己有一定的困难，那么试着想象自己还是一个年轻的孩子或婴儿，宽恕自己的天真无知。

现在对自己重复下面的话，可以大声说出，或是在心里默念：

我可以很好；

我可以是快乐的、健康的；

我可以是安宁的；

我可以没有烦恼、悲伤和痛苦。

只要觉得有必要，尽可能多地对自己重复这些话。让爱的感觉蔓延到你身体的所有细胞，甚至辐射到你的内心里。继续做下去，直到想象你自己沉浸在爱的光芒中（有的人说感觉很温暖，有的人感到刺痛，有的人有其他的感觉）。如果你找不到这份爱，请不要责怪自己。对自己和对练习都要有耐心，它有时需要时间。不要把练习当作某种要实现的目标，把它当作一个过程、一种生活方式。

第二步：现在，你可以向外扩散你的爱。

从你的家人和朋友开始。脑海中勾勒出的这个人，他容光焕发、健康快乐。当你想到那个人时，重复下面这段话，大声说出或默念：

（他的名字）可以很好；

（他的名字）可以是快乐的、健康的；

（他的名字）可以是安宁的；

（他的名字）可以没有烦恼、悲伤和痛苦。

当你说完，把双手放在你的心脏位置，献出你所有的祝福。如果你感到一些强烈的情绪，不要惊讶。向爱敞开怀抱，意味着你对世界的苦难也敞开了心扉。

记住，先把爱心送给自己，然后发送给其他人。这是一个重要的练习。如果能每天练习，好处当然是最大的。面对那些自己创造的痛苦，它是一副强大的解药，而那些自创的痛苦会妨碍我们时刻正念地体验我们的生命。

积极的正念

重要的正念研究

正念与长寿——亚历山大（Alexander）等人在《超觉冥想、正念和长寿：对老年人的实验研究》(*Transcendental Meditation, Mindfulness, and Longevity: An Experimental Study with the Elderly*) 这篇论文中提出："通过特定的心理技术改变人的意识状态，可以延长人的寿命、逆转与年龄有关的衰退吗？"为了回答这个问题，来自8个养老院的73名老人（平均年龄81岁）被随机分配到无治疗组和3个高度相似的治疗组：超觉冥想组（Transcendental Meditation，TM）、正念训练组（Mindfulness Training，MF）和放松组（低水平的正念）。研究结果表明，在配对联想学习、认知灵活性、语言流畅性、心理健康、血压、行为的灵活性、老化和治疗效果的评级方面，"既休息又警觉"的超觉冥想组（TM）提高最多，其次是正念训练组（MF），之后是放松组和无治疗组；在感知控制方面，正念训练组（MF）提高最多，其次是超觉冥想组（TM）；3年后，超觉冥想组（TM）的存活率是100%，正念训练组（MF）是87.5%，其他组的比率较低。

注意力和老化——利维（Levy）等人针对老年人的注意力的研究指出："这项研究的目的是，在不同的注意提示下，探究正念干预是否可以提高老年人的注意力。"参与者被随机分配到4个注意力干预组中。在正念组，参与者要学习一组图片，并被告知要注意3个或5个区别；在对照组，在展示这组图片之前，只告知参与者要专心，或者不给任何有关注意力的指示。结果表明，那些被提示注意"区别"的人比对照组记住了更多的图片，区分绘图的结果也有类似的提高。

儿童减压——沃尔（Wall）在波士顿公立中学的太极和正念减压研究中报告："这是一项结合太极和正念减压的教育应用临床课题。为期5周的项目表明，初中阶段的孩子保持对学习材料的兴趣是可能的。男孩和女孩们体验到幸福、平静、放松，改善了睡眠，出现更少的条件反射式行为，提高了自我照顾水平、自我意识以及与大自然的连接和相互依存感。"

参考文献

Begley, S. (2004). Scans of monks brains show meditation alters structure, functioning. *The Wall Street Journal, 5*, B1.

Cashman, K. (2008). *Leadership from the inside out: Becoming a leader for life*. San Francisco: Berrett-Koehler publishers.

Fishel, R. (2008). *Peace in our hearts, peace in the world: Mediations of hope and healing*. New York: Sterling.

Rodin, J., & Langer, E.J. (1980). Aging labels: The decline of control and the fall of self-esteem. *Journal of social issues, 36*(2), 12-29.

Siegel R.D. (2010). *The mindfulness solution*. New York: guilford Press.

POSITIVELY
MINDFUL

第 6 周

坚持正念实践

主编导读

在本周，作者首先讨论了选择给我们带来的压力和焦虑，并引用了研究选择困难症的著名学者巴里·施瓦茨（Barry Schwartz）的书籍。施瓦茨教授认为，太多的选择会令我们信息过载、精神疲劳、繁忙过度，也会影响我们的自我控制和调节能力。我在宾夕法尼亚大学攻读应用积极心理学研究生时，施瓦茨教授曾给我们上过一门课，他的课让我在很大程度上克服了选择中的完美主义。希望你也能从他的论述中受益。

在本周，作者一再强调自我控制和自我调节。你可能会疑惑，讲正念的书籍为什么特别强调自我控制和调节呢？原因是，人有很多条件反射式行为，比如，听别人说了不太好听的话，我们就立即生气；得知别人挣钱多，我们就感到嫉妒和沮丧等。而正念可以让我们有意识地识别自己的反应，因此负面事物对我们的影响就不会那么大。正念让我们选择如何去体验事物，因此我们就可以用更多的智慧、更大的善意来回应，而不是简单地作出反应，这就让我们有了更好的自我控制和自我调节的能力。因此，正念实际上让我们拥有了更好的自己。

本周还告诉了我们一个激动人心的发现，那就是，正念可以引起大脑持久的变化：不仅仅是功能的提升，大脑的结构甚至都会因正念而产生变化，比如，经常进行正念练习的人能够在一定程度上抵消因老化而出现的大脑皮质变薄哇！还有比这更好的练习正念的理由吗？

在本周也是本书的最后，作者提出了坚持正念练习的6项建议，并通过具体的练习，教我们如何从幻想回到当下，如何心怀正念地做时间管理，以避免浑浑噩噩、稀里糊涂地过了一天又一天。

读完本书，相信大家已经了解了正念的种种益处。不知大家心中是否有过疑问：正念总是好的吗？它有任何不好之处吗？坦率地说，在学习正念的过程中，我对此是有疑虑的，为此还特别查找了一些对正念持不同意见，甚至持批评意见的文献和文章。简单地说，一种看法认为，正念并不是越多越好。比如，威洛比·布里顿（Willoughby Britton）提出，正念也不能太多，跟很多事情一样，积极现象达到拐点，就会出现"好事过多效应"，其影响会转为消极。我觉得这个观点是比较容易理解的，因为几乎任何积极品质达到极端，可能就不再是积极的了，比如，勤俭这种美德如果走向极端，就变成了吝啬。至于正念是否真的存在"好事过多效应"，希望对学术有兴趣的朋友们可以进行深入的研究。在实践应用方面，对我们这些刚刚接触正念或者练习时间不久的人来说，不太可能存在正念过多的问题。不过我将不同意见分享在这里，就是希望提醒大家，在学习和练习正念的时候，也要有辩证思想，保持适度和平衡。

对正念的另外一类批评是，正念让人们"关注当下"、对现实"不加评判"，这是对社会问题的妥协和纵容。比如，罗纳德·珀瑟（Ronald Purser）等评论家认为，人们之所以压力巨大、焦虑无比，根源在于不公平的制度、高度竞争和内卷的社会，以及物质主义和唯利是图的商业文化。但正念不是对资本主义和商业社会对人的挤压进行批判和改革，而是让人们把解决问题的方案归结为个人内在的自我修炼，这是只教人们"应对"，而不是去"改变"那些塑造了我们生存状态的社会框架。

不过，即便是正念的批评者也承认正念的效果：对精神反刍进行调整确实有助于减轻压力、减少慢性焦虑并缓解其他身心症状，帮助人们了解自己的自动化反应也可以使人们更加镇定并变得更为友善。

对于珀瑟等人对正念的批评，我相信读者朋友们会有各自的看法。我个人认为，社会的进步确实需要有改进的力量。不过，即便是推动社会进步的人，最好也能拥有健康的身心状态。虽然我并不主张夸大正念的作用，但如果你确实感觉压力过大、焦虑、失眠；或因为某种原因而感到自己经常处于心不在焉、浑浑噩噩的状态中；或者你的孩子静不下来，影响了他的生活、学习和健康成长；或者你的员工、客户和病人存在焦虑、抑郁、强迫等心理和行为问题……那么，正念很可能会帮到你，希望你不要错过这种有效的方法。

祝贺！你完成了本课程。但是，在讨论你所学到的信息，以及把所学信息整合到你的生活中，并惠及自己和他人之前，笔者需要提醒所有探索正念者即将面临的挑战。

今天，我们每个人在每个清醒的 24 小时内面临的选择，比我们的祖先在一个星期甚至一个月里遇到的还要多。最近的研究指出，过多的选择会因消耗能量而影响大脑，其结论令人惊讶且令人担忧。先来看看我们每天实际上要面对多少选择。

即使在一个简单的生活领域，如食物，我们也面临很多选择。根据食物心理学家布莱恩·万辛克的研究，每个人平均"每天要作出超过 200 个与食物有关的决定"。与食物相关的决定并不容易完成，因为人们需要从数量惊人的物品和食物的组合中作出选择。例如，超市平均有 40 000 种不同的产品可供选择；星巴克咖啡连锁店宣称，无论顾客走进哪间店铺，都有多达 19 000 种不同的饮料配方可以选择。"来一个大杯脱脂牛奶做的榛子味摩卡咖啡，加上奶油雪顶、肉桂粉，再点一份巧克力饼干。"

食物只是更复杂的决策过程的一部分。巴里·施瓦茨在《选择的悖论：为什么多即是少》(The Paradox of Choice: Why More Is Less) 这本书中写道："如果你是一个细心的购物者，哪怕只是挑选一盒饼干，也会花去你很多时间，因为你不仅要比较产品的价格、口味，还要考虑它们的新鲜度、脂肪成分、含盐量和热量等，每一个因素都增加了选择的维度。"

我们不断扩大的选择面延伸到了互联网、电视频道（卫星电视通常会提供1000个或更多频道）、服装和其他消费品，而且这种趋势没有放缓的迹象。这还不包括每天密集轰炸的3 000条广告提供的相关信息——从广告牌到互联网弹窗广告等，它们都试图抓住我们的注意力。我们每天接触如此多的选择，那么，作为个体和群体的我们变得更好了吗？

"过多的选择会因消耗能量而影响大脑。"

6.1 练习：选择的思考

请思考并回答下列问题。

- 当选择过多时，你会有被淹没的感觉吗？

- 当你被众多的选择淹没时，你会被触发冲动性强迫行为吗？

正念：自我控制和自我调节的工具

2008年发表在《人格和社会心理学期刊》上的一项研究指出，消费行为科学家长期观察后发现："面对大量品种的强信息，消费者往往会感到被淹没和不知所措。"一系列调查研究发现，太多的选择会损害我们的自我控制和自我调节能力。**自我调节**（self-regulation）被定义为自我施加控制，以超越反应。在这种反应中，我们用一种反应替代另一种反应以实现目标。

前人的研究成果推测，自我调节和决策作为自我执行功能的两个方面，类似于力量或能量，使用着相似的心理资源。研究者很好奇，我们必须面对日益增多的选择，这是否会耗尽这些心理资源，损害自我控制能力。他们进行了4个实验室研究和1次田野考察，对一群大学本科生进行了测试，参与者需要从各种消费品或大学课程中作出选择。

这些实验的结果清楚地表明，"选择导致自控力降低"，表现为面对失败时更少的身体耐力和心理韧性、更多的拖延、更低的计算能力、更大的被动性。"进一步的研究显示，相比仅仅考虑并形成偏好，或执行他人所作出的选择，自己作出选择会消耗更多的心理资源。"这一结果来自得克萨斯农工大学、佛罗里达州立大学、圣地亚哥州立大学和明尼苏达大学的研究员们共同的研究。"目前的研究结果表明，自我调节、积极主动以及努力作出选择，均使用了同样的心理资源。作出决策损耗心理资源，从而削弱了自我控制和积极主动的后续能力。"这些研究结果也显示，从众多选项中作出选择会很快产生心理疲劳。自我调节的心理资源枯竭通常只需要短短的 10 分钟。其中一个实验发现，这种消耗甚至可能发生在短短的 4 分钟之后！

作为人类的我们希望更好地生活和工作，尤其身处这个繁忙的、过度刺激的文化中，我们必须能够进行自我控制和高效决策。但这种能力被各种各样令人困惑的选项和选择所造成的精神疲劳削弱，使我们在面对外部的噪声（操纵）时更加盲目和脆弱。

正念技能可以增强我们的自我控制能力，它是一个天然的保护机制，可以补充我们的自我调节资源。当我们被各种选择淹没并被"刺激经济"的需求推动，需要作出更多的消费决策时，它为我们提供了自我调节的机会。

一旦开始你的练习，你会很快地体验到一些好处。有研究显示，初学者一天内进行不到 30 分钟的正念练习，就可以在几周内改善他们的情绪，这与服用抗抑郁药的效果相似。2004 年一项面向 69 名乳腺癌和前列腺癌患者开展的为期 8 周的正念减压项目显示，无论他们在家做多少分钟的练习，或者练习的程度如何，他们的压力状况、睡眠质量和整体生活质量都有了显著的改善。

积极的正念

2007年，一项对健康成人进行的研究发现，"甚至是简单的冥想技巧，也可以改善健康成人的负面情绪和压力，从而产生长期的健康益处。"在一项为期7周的面向癌症患者的小组冥想研究中，这些患者涉及各年龄段、各种病情和疾病严重程度，结果发现，短暂的正念练习同样可以减少情绪障碍和压力症状。

正念更为显著的好处会在持续的练习中随着时间逐渐累加。许多研究已经显示，正念的练习可以引起大脑活动的持久变化。美国马萨诸塞州总医院在2005年进行了一项实验，其结果显示，长期的冥想可以增厚与处理注意力和感觉相关的大脑区域皮层。哪怕是年长的练习者，他们前额叶皮层的厚度也有明显增加。13名参与这项研究的研究员得出结论："这表明冥想可能抵消与年龄有关的脑皮质变薄。"他们发现，大脑结构发生变化的那些练习者每天冥想的时间平均为40分钟，其中大多数人只有7~9年的冥想经验。

短期和长期的正念练习都会产生积极的变化。但是，开始正念练习和要在复杂消费文化和诸多诱惑的情况下维持练习，需要高度的承诺与投入的态度。

6.2 练习：自我控制的思考

请思考并回答下列问题。

- 在生活的哪个领域，你想运用更多的自控力或限制备选项？

- 生活中，你在哪些时刻运用了自我控制，从而感到有力量？

- 作为一个早期预警系统，正念如何帮助你识别那些可能导致自我控制或自我调节失败的想法、情绪或行为？

成功进行正念练习的 6 个忠告

如能用更好的应对技巧取代坏习惯，你在一个相对较短的时间内就能学会正念。但是要真正改变你的大脑，你需要在较长时间内反复练习。坚持练习是每个人都需要的支持机制，尤其是当心不在焉的行为"复发"的时候。

"当我们开始投入正念练习时，会发生什么？"这个问题出自明尼阿波利斯正念生活中心（Minneapolis Center for Mindful Living）联合主任迈克尔·奥尼尔（Michael O'Neal）之口。"起初，正念冥想练习者不久就会注意到，他们头脑中有着令人难以置信的忙碌，并且心灵会固执地把注意力集中在头脑中的'东西'上。这可能是一个不太舒服的发现。但是，当我们继续正念练习，用温柔但坚定的意向反复地将意念投入事情当下的状态时，我们会发现，心灵可以慢慢安静下来。"

觉知和正念需要时间培养，所以无论你做什么，不要放弃。对正念的坚持确实值得。请记住，"复发"不是失败，把它当作一个开发新的、更好的计划的机会。这里有一些成功的秘诀。

坚持了解信息。保持被激励的一种方法是随时了解正念练习对生理和心理的益处。在本课程中，你已经了解到正念如何提升免疫功能、降低血压、改善睡眠和消化系统、提升情绪和记忆能力，以及许多其他的好处。在纸上写下所有这些好处。当你觉得没有练习的动力时，不妨读读这些好处列表。随时把科研发现的新好处加到这个列表中，让自己不断地意识到你为什么需要练习。

开始适度的练习。"积跬步以至千里。"先试一试各种难易程度的正念。看看哪种最适合你。起初，尝试每天静坐 3 分钟的正念冥想，然后每周增加几分钟。试一试本课程中描述的日常正念的练习，把其中一些慢慢融入你的日常生活中。开始时要选择适度的正念练习，除非你生来就能做难度较大的练习。你需要维持你的好奇心和热情，以确保继续练下去的动力。

保持规律性。让你的正念练习成为你的"好"习惯之一。一旦你找到了最适合你的练习和时间，制订一份时间表并坚持执行。提醒自己的方法之一是张贴提醒帖。告示上或许只写'正念'两个字就可以了，贴在显眼的地方——浴室的镜子上、冰箱门上，甚至你的汽车方向盘上。让你意识到自己的承诺和诚心，这将有助于你保持练习动力。

写日记。每天或每周把你的练习和进步做成图表。允许自己是开放的、脆弱的。当你感觉自己抵抗练习，或感到无精打采、漠不关心时，把这种感觉详细地写下来。表达自己的感受，但用慈爱之心看待这个过程。定期回顾早期的记录，你会发觉，你的练习是不断提高的，你也同样在不断进步。

更改例行程序。为了保持自己的好奇心和练习的新鲜感，你可以在

积极的正念

一段时间里尝试不同的例行程序。如果你在密室内做练习，可以试着转移到房间的一个角落，在屏风后面进行；如果你常常进行正念行走，可以改为在晨曦和夕阳里静坐。周期性交替使用正念技术，甚至添加新的仪式或在旧仪式中增加新元素，可以保持练习的动力。

寻求支持。 你或许会注意到，如果和别人一起锻炼，或在健身房和一群人一起运动，或者有一个健身教练激励你，你的运动会变得容易很多。同样的道理也适用于你的正念练习。如果你感觉遇到瓶颈或没有动力，可以找一个人或一群人跟你一起练习。如果觉得有必要，也可以雇一位正念教练、冥想老师或有经验的导师，鼓励你继续做下去。建议你有意识地培养与其他正念练习者的关系，这样，你周围就会有很多在正念之途同行的人。

"觉知和正念需要时间培养。"

6.3 练习：回到当下

按照下面的说明，从第一步开始练习。思考每一步的问题。

幻想可以有许多种形式，比如幻想拥有一辆昂贵的新汽车、彩票中奖，或者获得巨额财富。每当你想到一个幻想的对象——无论是真实的还是想象的——都可以很轻易地产生无数的欲望和感受。

然而，闭目塞听和停留在幻想里也意味着你失去了可以用来体验当下的时间，因此，我们需要经常把思绪从幻想收回到当下。

第一步：数一数你的幻想。没有人可以让幻想一夜之间消失。你只要注意到它们并知道它们，就可以是一个很好的起点。

觉醒的第一步是注意到你的幻想。把这个过程当作"成为幻想捕手"的练习。然后，数数你的幻想，这将有助于你熟悉它们。你可以花一天或一个星期的时间来做这件事。每一天，从你醒来的那一刻，你就可以留意这些幻想。甚至想象与其他人谈话也是一个幻想。

当你数出每个幻想时，你也要开始注意它们是什么时候出现的。有多少是出现在上班路上的？有多少是在工作单位、学校或家中产生的？你出现走神的情况有多频繁？如果你发现自己经常走神，不要惊慌，你不是唯一有这种状况的人！

第二步：记录你的幻想。

在你已经花了一天或更多的时间数出你的幻想后，可以开始记录幻想的内容。这份幻想日记可以帮助你寻找主题。这些幻想有没有相同的主题或内容？是否存在一个触发它们的机制？

第三步：从幻想回到当下。

当你意识到你的想法已经飞到未来或回到过去时，练习让自己慢慢地回到当下的环境中。

时间分配的正念探索

你有没有停下来，总结一下你是如何分配时间的？接下来的练习，目的是让你对如何分配时间做一些了解，并探索如何不做评判。如果你发现类别之间（如运动和自我保健）有重叠，最好选择最准确的类别。在表6-1的左栏注明时间，右栏放上相应的类别。填写完毕后，回答练习里的问题。

表6-1　时间分配表

时间	类别
早上6:30—7:30	运动

6.4 练习：时间分配的思考

请思考并回答下面的重要问题。

- 你觉得你现在的时间分配做得怎么样？最令你惊讶的是什么？

- 这样的时间分配给你带来的挑战是什么？

- 如何重新分配你的时间，让你觉得更充实，更符合你深层次的价值观念？

6.5 练习：回顾，我学到了什么？

在本课程中的最后一个练习中，请回顾你学到的正念知识，也思考一下，如何把这些知识应用到你的日常生活、工作以及客户服务中（如果你是一个专业的身心健康从业人员的话）。

把你学习本课程之前的正念知识与现在掌握的知识做一个比较。把你的答案写在以下5个问题后面。

- 关于正念以及它的实践应用，我最大的领悟是什么？

- 3个月后，我的正念练习会是什么样的？6个月后呢？1年后呢？

- 生活中，我希望如何使用正念？

- 我希望如何将正念应用到我的工作或我的客户服务中？

- 要坚持正念练习，我面临的最大的障碍是什么？

总结

正念练习为我们提供了实用的工具，让我们可以选择调节我们的心态和情绪，提高我们的心理健康水平、身体健康水平以及我们的整体幸福感。通过这些练习提供的觉知，你现在已经准备好开始自己的正念探索之旅了。通过你已经学到的知识，你可以将正念应用到你的实际生活中，让自己和他人获益。我希望，那些证实了正念拥有简单且深刻的力量的证据已经对你产生了影响，让你认识到，更广泛地应用正念可以改善所有人的关系。这些在科学上经过测试和验证的干预措施，对那些在当下的文化中感到无能为力和绝望的多数人来说，是一剂激动人心的解药。当你体验正念，并把正念的平静带向生活时，你也许会在旅程中找到更多的幸福。

参考文献

Carlson, L.E., Speca, M., Patel K. D., & Goodey, E. (2004). Mindfulness-based stress reduction in relation to quality of life, mood, symptoms of stress and levels or cortisol, dehydroepiandrosterone sulfate (DHEAS) and melatonin in breast cancer outpatients. *Psychoneuroendocrinology, 29*(4), 448-474.

Lane, J.D., Seskevich, J. E., & Piepercf. (2007). Brief meditation training can help improve perceived stress and negative mood. *Alternative Therapies in Health and Medicine, 13*(1), 38-50.

Lazar, S.W., Catherine E K., Rachel, H W., Jeremy, R. G., Douglas, N.

G., Michael, T. T., Metta M., Brian, T. Q., Jeffery, A. D., Herbert, B., Scott, L. R., Christopher, I. M., & Bruce, F.(2005). Meditation experience is associated with increased cortisol thickness. *Neuroreport, 16*(17),1893-1897.

O'Neal, M. (2010). *Developing a mindfulness practice.* The Center for Mindful living Minneapolis.

Schwartz, B. (2005). *The paradox of choice: Why more is less.* New York: Harper Perennial.

Speca, M., Carlson, L. E., Goodey, E., & Angen M. (2000). A randomized, wait-list controlled clinical trial: The effect of a mindfulness meditation-based stress reduction program on mood and symptoms of stress in cancer outpatients. *Psychosomatic Medicine, 62*(5), 613-622.

Vohs, K.D., Baumeister, R. F., Schmeichel, B. J., Twenge, J. M., Nelson, N. M., & Tice, D. M. (2008). Making choices impairs subsequent self-control: A limited-resource account of decision making, self-regulation, and active initiative. *Journal of Personality and Social Psychology, 94*(5), 883-898.

Wansink, B. (2007). *Mindless eating: Why we eat more than we think.* New York: Bantam.

内 容 提 要

正念是一场身心领域的革命，对我们如何思考、感受和看待世界产生着巨大的影响。本书整合了积极心理学、脑科学、心理治疗、健康科学、东方禅修的最新研究成果，为读者提供了正念练习的观念与技能，以及应对可能面对的身心挑战的具体方法，帮助你以更积极、更平衡的方式，改变自己与生活困境之间的关系。

图书在版编目（CIP）数据

积极的正念：达致平衡、充实与美好的方法 /（美）唐纳德·奥尔特曼著；刘畅，傅卓译. -- 北京：中国纺织出版社有限公司，2024.1

（积极心理干预书系 / 安妮主编）

书名原文：Positively Mindful: Skills, Concepts, and Research

ISBN 978-7-5180-9564-3

Ⅰ.①积… Ⅱ.①唐… ②刘… ③傅… Ⅲ.①普通心理学—通俗读物②精神疗法—普及读物 Ⅳ.①B84-49 ②R749.055-49

中国版本图书馆CIP数据核字（2022）第092407号

责任编辑：关雪菁　朱安润　　　责任校对：高　涵
责任印制：王艳丽

中国纺织出版社有限公司出版发行
地址：北京市朝阳区百子湾东里A407号楼　邮政编码：100124
销售电话：010—67004422　传真：010—87155801
http://www.c-textilep.com
中国纺织出版社天猫旗舰店
官方微博http://weibo.com/2119887771
北京华联印刷有限公司印刷　各地新华书店经销
2024年1月第1版第1次印刷
开本：710×1000　1/16　印张：11.5
字数：109千字　定价：49.80元

凡购本书，如有缺页、倒页、脱页，由本社图书营销中心调换

原文书名：Positively Mindful: Skills, Concepts, and Research
原作者名：Donald Altman
Positively Mindful: Skills, Concepts, and Research
Copyright©2013 Robert Biswas-Diener, Positive Acorn LLC
All rights reserved.
Simplified Chinese copyright©2024 by China Textile & Apparel Press
本书中文简体版经 Robert Biswas-Diener, Positive Acorn LLC 授权，由中国纺织出版社有限公司独家出版发行。
本书内容未经出版者书面许可，不得以任何方式或任何手段复制、转载或刊登。

著作权合同登记号：图字：01—2022—4074